Ätherische Öle und der Biogarten

Mein kleines Schlemmerparadies
im Garten, auf Balkon oder Fensterbrett

Katrin Graf

Maria Schasteen

Die Ratschläge in diesem Sofort Ratgeber sind sorgfältig erwogen und geprüft. Sie bieten jedoch keinen Ersatz für ernährungswissenschaftliche Beratung oder ärztliche Behandlung, sondern wollen vielmehr das Allgemeinwissen und den Wert natürlicher Aromen in der Aroma-Küche und im täglichen Leben erweitern.

Die Autorinnen und der Verlag können jedoch keine Haftung für Folgen aus dem richtigen oder unrichtigen Gebrauch der hier dargestellten Informationen oder Rezepte übernehmen.

Originalausgabe – 1. Auflage 2019

Titel: Ätherische Öle und der Biogarten

Name der Autoren: Katrin Graf, Maria Schasteen

ISBN: 9781095137512

WIDMUNG

Dieser Sofort Ratgeber

Ätherische Öle und der Biogarten

ist mit Liebe unseren Leserinnen und Lesern gewidmet,

die Antworten in der Apotheke

der Natur suchen.

INHALT

Prolog: Mein kleines Schlemmerparadies   **6**
    Im Garten, auf Balkon oder Fensterbrett
    Was Hänschen nicht lernt ...

Kapitel 1: Hügel- und Hochbeet   **9**
    Das Hügelbeet   9
    Wie Du ein Hügelbeet anlegst   10
    Errichtung eines Hochbeetes   12

Kapitel 2: Gründe für die Mischkultur   **14**
    Planung des Beetes   14
    Was sind Vor-, Nach-, Zwischen- und Hauptfrüchte?   16
    Welche Pflanzen passen zusammen?   17

Kapitel 3: Gemüsearten und die Zeit der Aussaat   **18**
    Samen aussäen   20
    Tipps zur Aufzucht von Tomaten   21
    Setzen von fertigen Jungpflanzen   22
    5 Merkmale von gesunden Setzlingen   24
    Der Arbeitsplan   25

Kapitel 4: Dein Balkon-Biogarten   **27**
    Auswahl von Pflanzen für Nord- und Südbalkon   27
    Kräuter und andere Leckereien auf dem Balkon   28
    Kartoffeln aus eigener Ernte   29
    Kürbisgewächse im Balkongarten   30
    Tomaten und Paprika   31
    Zuckererbsen   32
    Erdbeeren, Himbeeren, Brombeeren, Johannisbeeren   33
    Obstbäumchen   35
    Lückenfüller – Mischkultur   37

Kapitel 5: Deine Biokräuter Fensterbank   **38**
    Schnell und einfach: Biokräuter von der Fensterbank   38
    Kräuterauswahl für das Fensterbrett   38
    Blumentöpfe, Gartenerde und Samen   38
    Kein Licht auf Deiner Fensterbank?   40
    Anleitung für die Anzucht von Gemüse auf der Fensterbank   40
    Auch Pilze gedeihen auf dem Fensterbrett!   42

Kapitel 6: Ätherische Öle im Biogarten   **46**
    „Lass die Nahrung Deine Medizin sein."   46
    Ätherische Öle in der Küche   47
    Beliebte Öle zum Kochen   48

Kochtipps für die Aroma-Köchin 48
Ätherische Öle, Kräuter oder beides? 49
Heil- und Gewürzpflanzen für die Aromaküche 49
Kräuter-Tipps 60
Kapitel 7: Was Gemüse in unserem Körper bewirkt **61**
Blumenkohl (Karfiol), Bohnen, Brokkoli, Endiviensalat, Fenchel, Kohl, Gurken, Karotten, Kartoffel, Kohlrabi, Kürbis, Weißkohl, Zucchini
Kapitel 8: Rezepte aus dem eigenen Garten **67**
Kräutersalz 67
Rosmarinöl 67
Kräuter- und Blütenseife 68
Lavendel Blütenwasser 69
Das Lavendel-Schlafmittel 69
Petersilie: Eine Entwässerungskur 70
Teerezept bei Magen-Darm-Beschwerden 70
Dill-Wein für die äußerliche Anwendung 70
Rosmarintee bei Erschöpfung 71
Zwiebel-Rezept für einen Hustensirup 71
Köstliches „Zuckerl" aus Kräutern und Ölen 71
Fenchelhonig 72
Essbare Blüten, nicht nur Dekoration 73
10 Vorteile von Lavendel im Biogarten 74
Die geballte Kraft des Pfefferminzöls 75
Kapitel 9: Wie Du Deinen eigenen Biodünger herstellst **76**
Effektive Mikroorganismen (EM) – feine Komposterde 78
Kapitel 10: Ätherische Öle als Selbstschutz der Pflanzen **80**
Natürliche Insektenschutzmittel gegen Pflanzenschädlinge 81
Kaltwasserauszüge 82
Die Abkochung 82
Falscher und echter Mehltau 84
Blattläuse, Erdflöhe, Ameisen, Zünslerraupe, Wühlmäuse, Katzen
Epilog **89**
Über die Autorinnen **92**
Literaturhinweis **93**
Bezugsquellen **94**
Übersichtstabellen **95**

v

Mein kleines Schlemmerparadies

Willst Du mit Deiner Familie, den Kindern oder vielleicht Enkelkindern die reiche Fülle der Natur im eigenen Garten oder auf Deinem Fensterbrett genießen, dann ist dieser Sofort Ratgeber gerade das Richtige für Dich! Denn wir zeigen Dir hier, wie Du einen nachhaltigen, kleinen Kräuter- und Gemüsegarten anlegst, der Dich und Deine Familie das ganze Jahr über versorgt. Ätherische Öle in der Nahrung spielen dabei eine entscheidende Rolle, wie Du sehen wirst.

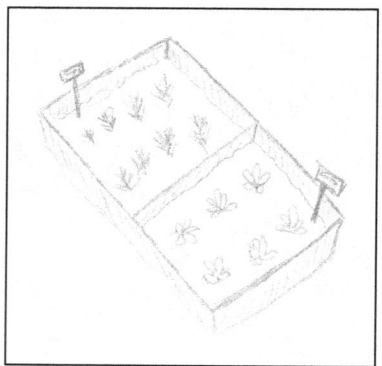

Wir geben Dir hier einen schnellen Überblick über den biologischen Anbau gesunder Bio-Lebensmittel auf kleinstem Raum und mit den einfachsten Mitteln an die Hand. Du kannst Dich an einer ökologisch nachhaltigen Vielfalt an Obst und Gemüse für eine gesunde Küche erfreuen. Und es ist leichter als Du denkst! Wer sagt, dass „garteln" anstrengend sein und aufs Kreuz gehen muss? Wir zeigen Dir den einfachen, freudvollen Weg!

Im Garten, auf dem Balkon oder dem Fensterbrett

Und wir hoffen, dass Du mit dieser Information auch Deinen Kindern den natürlichen Zugang mit der Natur und seinen heilkräftigen Wirkungen näherbringen wirst. Mit Erstaunen werden die Kinder beobachten, wie der in den Boden gesäte Samen aufgeht, wächst und Früchte bringt. Sie werden lernen die Pflanzen zu pflegen und vor Schädlingen zu schützen und die Früchte ihrer Arbeit zu ernten. Sie werden von einer neuen Wertschätzung für das Leben und die Arbeit mit der Natur erfüllt sein und das selbst angebaute Obst und Gemüse auch gerne verspeisen!

Nicht jeder von uns hat einen großen Garten zur Verfügung oder wohnt auf dem Land, sodass er die Möglichkeit hat, sich selbst mit frischem Obst, Gemüse und Kräutern zu versorgen. Oft fehlt auch die Zeit dazu. Viele Kinder können sich nicht mehr mit dem Aufziehen von Keimlingen und Pflanzen beschäftigen. Sie wissen oft gar nicht, wo ihre Nahrung herkommt und dass die Natur, an der sie achtlos vorübergehen, für ihr Überleben sorgt. Selbst viele von uns Erwachsenen haben vergessen, dass die Lebensenergie der Pflanzen, ihr ätherisches Öl, unserer Nahrung den Duft, den

Geschmack und gute Gesundheit schenkt. Stattdessen essen immer weniger Kinder gerne Obst und Gemüse.

Mit diesem Sofort Ratgeber möchten wir das Interesse, die Neugier und die eigene Phantasie wecken und zeigen, wie man schnell und einfach, auf kleinem Raum, ein gesundes Nasch-Buffet errichten kann – im eigenen Garten, auf dem Balkon oder auf der Fensterbank.

Was Hänschen nicht lernt …

Für viele Kinder ist es ein kleines Abenteuer zu sehen, wie aus einem Samen mit viel Liebe, Pflege und Geduld wunderbare Köstlichkeiten entstehen.

> „Ich bin meiner Mutter und meinen Großeltern heute noch dankbar", erinnert sich Katrin, „weil sie mich immer mit in den Garten genommen haben und mir alles zeigten, erklärten und mich vor allem selbst alles ausprobieren ließen. Mir selbst hat es als Kind unheimlich viel Spaß gemacht, Samen in die Erde zu bringen und hoffnungsvoll zu warten, bis sich endlich ein kleines Hügelchen bildete und dann ein zartes, grünes Blättchen zum

Vorschein kam. Das war ein großes Erfolgserlebnis für mich, denn die Geduld und Pflege hatte sich gelohnt."

„Einmal ganz davon abgesehen, das selbst gezogene Radieschen, Möhren oder Zuckerschoten viel besser schmecken, wenn man sie selbst ernten kann. Meistens habe ich das Gemüse gleich roh gegessen, da brauchte ich nichts dazu. Und oft erfüllte mich ein großes Glücksgefühl und natürlich auch ein bisschen Stolz, wenn ich mit meinen selbst gezogenen Kräutern und Früchten meinen Beitrag zu den Mahlzeiten leisten konnte."

Wenn Du nun auch Lust bekommen hast, ein kleines Schlemmerparadies ganz einfach und nach biologischen Grundsätzen anzubauen, dann möchten wir Dir jetzt zwei verschiedene Beete – das Hügelbeet und das Hochbeet – vorstellen.

Solltest Du aber keinen Garten haben, studiere trotzdem die hilfreichen Tipps zum Anlegen eines Biogartens. Du erhältst in diesem kleinen Büchlein Kenntnisse, wie Du Pflanzen vorkeimst, sie aussetzt und hegst und pflegst, aber auch wie Du Schädlinge fernhältst beziehungsweise mit ihnen fertig wirst. Dieses Wissen kannst Du auch gut für Deinen Balkongarten und für das Anpflanzen auf der Fensterbank gebrauchen.

Hügelbeet und Hochbeet eignen sich hervorragend, um viele verschiedene Pflanzen – die sogenannte Mischkultur – auf kleinstem Raum zusammen zu bringen.

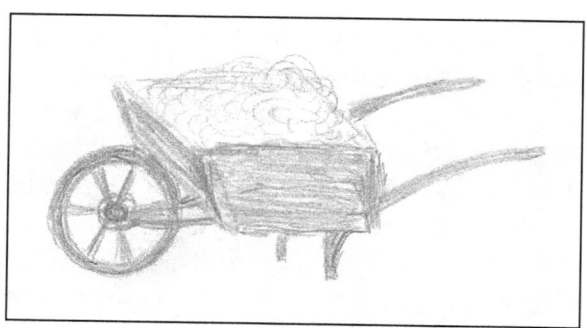

Kapitel 1

Was ist der Unterschied zwischen Hügel- und Hochbeet?

Wie der Name schon verrät wird bei dem Hügelbeet aus verschiedenen natürlichen Materialien ein „Hügel" auf der Erde errichtet. Ein Hochbeet dagegen ist eine Holz- oder Plastikkonstruktion. Der große Vorteil ist natürlich die rückenfreundliche Höhe, die Dir das Bücken beim Anpflanzen und bei der Gartenarbeit erleichtert.

Das Hügelbeet

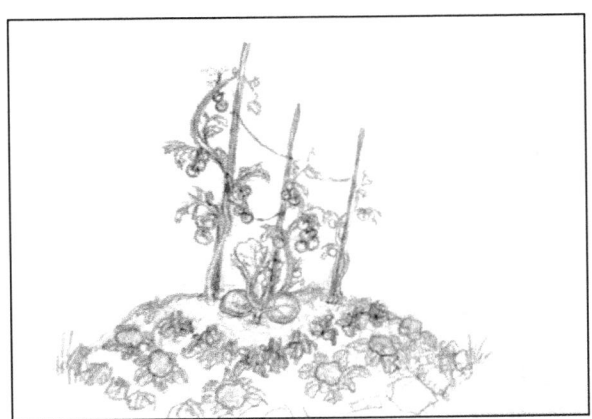

Das Errichten eines solchen Beetes kostet zwar anfänglich etwas mehr Zeit und Mühe als ein normales Beet, das nur einmal umgestochen wird, aber diese Zeit wird sich mehrfach auszahlen.

Ein Hügelbeet besteht aus mehreren Schichten. Diese Schichten bestehen aus verschiedenen Materialien und tragen dazu bei, dass die Pflanzen immer mit Nährstoffen versorgt werden. Bei kühlem oder regnerischem Wetter werden die Pflanzen von unten, durch das verrottende Material gewärmt und das überschüssige Regenwasser versickert, somit entsteht keine Staunässe.

- Ein Hügelbeet hat weitaus mehr „Anbaufläche" als ein flaches Beet.

- Das Hügelbeet eignet sich auf Grund des hohen Nährstoffgehaltes besonders im ersten Jahr für stark-zehrende Pflanzen, wie Kürbis, Zucchini, Melonen, Tomaten, aber auch Kohl und Paprika lieben es auf dem wärmebildenden Untergrund zu wachsen.

- Die Zusammensetzung des Hügelbeetes zieht viele nützliche Insekten, Mikroorganismen, Regenwürmer und anderes Getier an und sorgt damit auch für die Auflockerung des Bodens. Es entsteht keine Staunässe und durch die Anordnung verschiedener Pflanzen (Mischkultur) auf engem Raum, trocknet der Boden auch bei längerer Hitze nicht so schnell aus.

- Sonnenliebende Pflanzen werden oben angepflanzt und können einen natürlichen Sonnenschutz für andere Pflänzchen bieten.

- Gewächse, die sich gerne ausbreiten oder große Früchte tragen (wie etwa Kürbis, Melone und andere) werden am Fuße des Hügels gepflanzt, während die kleineren im Schutz der großen Pflanzen ein geborgenes Plätzchen finden.

- Du wirst lernen, wie Du Deine Pflanzen nach ihren verschiedenen Erntezeiten anpflanzt, damit die richtige Verteilung und das gesunde Ökosystem erhalten bleiben.

Wie Du ein Hügelbeet anlegst

Zuerst ist es hilfreich einen sonnigen Platz für das Hügelbeet zu finden.

Wer genügend Platz hat, kann das Beet so ausrichten, dass die Längsseiten nach Osten und Westen ausgerichtet sind. Dadurch wird die Sonne optimal genutzt, denn sie geht ja im

Osten auf und im Westen unter und so erhalten die Pflanzen am längsten Sonne.

Es sollte etwa 1,20 m bis 1,50 m breit sein. Am einfachsten misst man es aus und bestimmt die Länge individuell. Die vorgesehene Fläche wird mit Stöcken oder Pflöcken abgesteckt und mit einer Schnur verbunden.

Dann wird der Boden in der Markierung zirka 20-25 cm tief, gleichmäßig ausgehoben und neben dem Beet zwischengelagert, da wir die Erde später noch brauchen. Jetzt schichtet man je eine 10-20 cm hohe Schicht grobes Material wie Äste und Zweige von Obstbäumen oder Heckenrückschnitt übereinander.

Tipp: Verwende keine Nadelgehölze und auch keine frischen Holz- oder Rindenhäcksel davon im Hügelbeet. Diese müssen erst zwischenkompostiert werden, weil sie zu viele Gerbstoffe enthalten, die sich besonders auf junge Gemüsepflanzen wachstumshemmend auswirken.

Bei den Ästen und Zweigen sollte man darauf achten, dass sie gleichmäßig verteilt sind und nicht zu locker übereinander liegen. Dann kommt noch eine Schicht Laub und/oder Rasenrückschnitt darüber, darauf folgt eine Schicht grober Kompost oder Pferdemist und zum Schluss wird der ausgehobene Boden, eventuell mit feiner Kompostiererde gemischt, darüber verteilt.

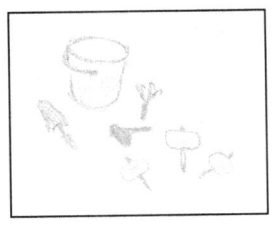

Errichtung eines Hochbeetes

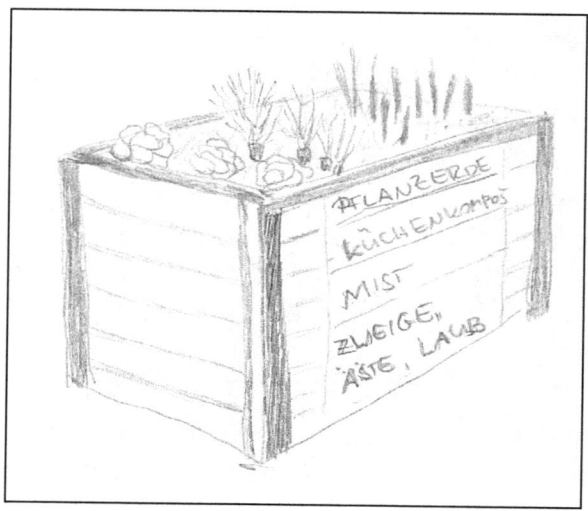

Ein Hochbeet wird in einer Rahmenkonstruktion nach Bau-
anleitung aufgebaut.

- Es wird auch, wie das Hügelbeet, in verschiedenen
  Schichten angelegt und man kann dazu noch ein
  Wühlmausgitter einlegen.

- Für die einzelnen Schichten des Hochbeets werden –
  wie auch beim Hügelbeet – Gartenabfälle genutzt.

- Für die unterste Schicht verwendet man zirka 20-40
  cm dünne Äste, Zweige und Laub.

- Darüber kann eventuell etwa 20 cm Stall- oder Pferdemist geschichtet werden. Danach folgen 20-30 cm
  grober Küchenkompost und Erde und zum Schluss
  wird ganz oben feine, nährstoffreiche Garten- oder
  Anpflanzerde verteilt.

- Durch das Verrotten der Äste und Zweige versackt
  das Hochbeet schließlich und sollte dann wieder aufgefüllt werden. Falls die Rahmenkonstruktion später
  auch verrottet, weil sie aus Holz oder Baumstämmen

besteht, kann daraus gleich ein Hügelbeet gemacht werden.

- Bei einem Hochbeet muss man mehr auf die Feuchtigkeit des Bodens achten als bei einem Hügelbeet.

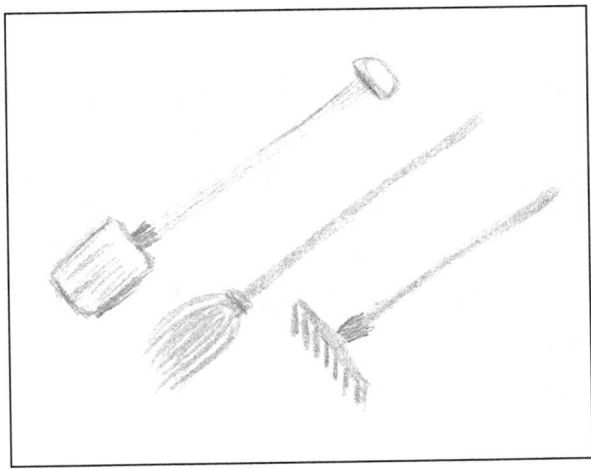

Kapitel 2

Gründe für die Mischkultur

- Auf Grund der verschiedenen Pflanzen werden dem Boden unterschiedliche Nährstoffe entzogen und durch die Fruchtfolge auch wieder zugeführt.
- Ebenso werden durch die Sortenvielfalt verschiedene Nützlinge wie Insekten und Regenwürmer angezogen.
- Die Pflanzen unterstützen sich gegenseitig beim Wachstum und schützen einander vor Schädlingen oder vor äußeren Einflüssen wie Wind und Wetter.
- Durch Bodendecker wie Spinat und Kapuzinerkresse trocknet der Boden auch bei hohen Temperaturen nicht so schnell aus.
- Und das Schönste daran ist, dass der Platz optimal genutzt wird – viel Abwechslung auf kleinstem Raum.

Planung des Beetes

Auf einem Stück Papier kannst Du einen Plan anfertigen. Teile das Beet so auf, dass Du alle Deine Lieblingspflanzen unterbringst.

Überlege Dir, ob du Samen oder fertige Pflanzen verwenden möchtest.

Viele Gemüsesorten gibt es mittlerweile auch als Früh- oder Spätsorte. Wenn Du beim Kauf darauf achtest, kann Dein Garten das ganze Jahr über optimal genutzt werden.

Die Liste zeigt auch, was noch besorgt werden muss.

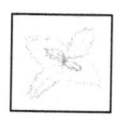

Hast Du Deinen Plan fertig und alles beisammen, dann lege Dir am besten die Samen, eine kleine Pflanzschaufel oder einen Handrechen und eine Gießkanne mit Brausekopf zurecht. Wenn Du magst, kannst Du auch die Plätze mit einer Schnur oder Stöckchen markieren und beschriften.

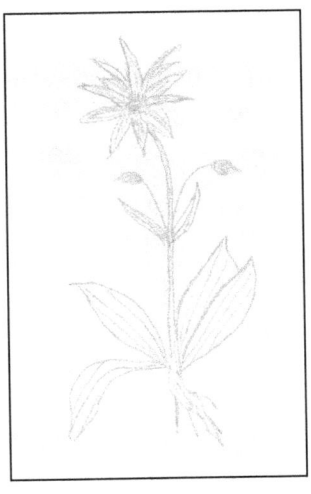

Nun kann die Aussaat oder Bepflanzung beginnen. Bei Samen sollte man immer auf den besten Zeitpunkt achten, der auf der Verpackung angegeben ist, oder im Topf vorziehen. Die beste Zeit für das Auspflanzen von Setzlingen ist nach den Eisheiligen Mitte Mai.

Auf dem Hügel sollten alle Pflanzen sein, die Sonne und keine Staunässe vertragen, wie beispielsweise Tomaten, Paprika, Chili und auch Beeren. Für Kräuter, Möhren und Salate ist oben auf dem Hügel ebenfalls ein guter Platz. Diese können dort direkt, je nach Saatzeit ausgesät oder gepflanzt werden. Man setzt Pflanzen, die etwa gleiche Bedürfnisse an Sonne und Wasser haben, gemeinsam an eine sonnige Stelle. Das hat den Vorteil beim Gießen.

TIPP: Je nachdem, welche Sorten Du ausgewählt hast, kann dann die Pflanze nach deren Ernte durch andere (Lückenfüller/Zwischenfrüchte) ersetzt werden. So bleibt das Beet jederzeit gut genutzt und es gibt immer etwas Frisches zu ernten.

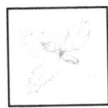

Was sind Vor-, Nach-, Zwischen- und Hauptfrüchte?

Es ist hilfreich zu wissen, wie lange eine bestimmte Pflanze im Beet verbleiben wird.

Gemüsearten, die am längsten brauchen, nennt man "Hauptfrüchte".

Weiterhin wird unterteilt in "Vorfrüchte". Damit sind Pflanzen gemeint, die im Frühjahr vor der Hauptfrucht angebaut werden.

"Nachfrüchte" werden nach der Ernte der Hauptfrucht im Spätsommer/Herbst angebaut.

Und "Zwischenfrüchte" sind die sogenannten Lückenfüller – sie wachsen gemeinsam mit der Hauptfrucht heran.

Hier sind ein paar Beispiele:

Vorfrüchte: Kohlrabi, Radieschen, Kopfsalat, Spinat, Erbsen, ...

Hauptfrüchte: Bohnen, Gurken, Karotten, Lauch, Paprika, Tomaten, Zucchini, Blumenkohl, Kürbis, Zwiebeln, Sellerie, Rote Bete, ...

Nachfrüchte: Chinakohl, Feldsalat, Grünkohl, Radieschen, Rosenkohl, Spinat, Buschbohnen, Kohlrabi, Kopfsalat, Rettich, ...

Zwischenfrüchte: Kopfsalat, Feldsalat, Spinat, Radieschen, Schnittsalat, Lauch, Rettich, ...

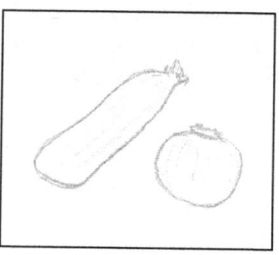

Welche Pflanzen passen zusammen?

Hier findest Du ein paar Vorschläge, welche Kräuter-, Gemüse- und Obstarten am besten zueinander passen und sich positiv beeinflussen:

Bohnen: Bohnenkraut, Salate, Rote Beete, Salbei, verschieden Kohlarten, Erdbeeren

Erbsen: Fenchel, Gurken, Kohlrabi, verschiedene Kohlarten, Zucchini, Salate, Karotten, Radieschen

Gurken: Bohnen, Zwiebeln, verschiedene Kohlarten, Fenchel, Knoblauch, Rote Rüben, Salate

Kartoffeln: Kohl, Spinat

Knoblauch: Gurken, Erdbeeren, Karotten, Tomaten

Kohl: Salat, Lauch, Bohnen, Erbsen, Erdbeeren, Gurken, Kartoffeln, Mangold, Karotten, Radieschen, Tomaten, Sellerie, Spinat, Dill, Koriander, Salbei

Salate: Bohnen, Gurken, Erbsen, Lauch, Kohlrabi, Radieschen, Spinat, Zwiebeln, Rote Bete, Tomaten, Dill, Kerbel, Kresse, Pfefferminze

Tomaten: Buschbohnen, Karotten, Sellerie, Lauch, Spinat, Knoblauch, Radieschen, Salate, Basilikum, Petersilie, Pfefferminze

Zwiebeln: Karotten, Gurken, Salat, Radieschen, Erdbeeren, Dill, Zucchini

Karotten: Salat, Lauch, Schnittlauch, Zwiebeln, Knoblauch, Salbei, Pfefferminze

Radieschen: Bohnen, Erbsen, Kohl, Mangold, Rote Bete, Karotten, Sellerie, Spinat, Erdbeeren

Erdbeeren: Knoblauch, Lauch, Zwiebeln, Radieschen, Kohl

Kapitel 3

Gemüsearten und die Zeit der Aussaat

Karotten können von Februar bis Juni direkt ausgesät werden. Ernte ist dann von Mai bis Oktober.

Bohnen werden von Mitte Mai bis Juli ausgesät und mit einer Rankhilfe versehen.

Kohlrabi wird Ende Februar ausgesät und sollte bei trockenem Wetter gegossen werden.

Blumenkohl und **Brokkoli** wird bei Direktsaat ab Mitte April bis Ende Juni ausgeführt.

Mangold wird Mitte April bis Juli ausgesät.

Salate können ab Mitte Februar im ungeheizten Gewächshaus ausgesät werden. Gekaufte Pflänzchen werden ins Freiland gesetzt, wenn der Boden offen ist.

Rote Bete kann direkt ausgesät werden von Mitte April bis Juli.

Sellerie, Stangensellerie können von Ende Februar bis Mitte Juli direkt ausgesät werden, Knollensellerie ab Anfang März. Auch hier auf genügend Feuchtigkeit achten.

Erbsen – Direktsaat ab März.

Lauch – Aussaat von Sommerlauch mit Vorkultur ab Anfang Februar. Aussaat für Winterlauch: April bis Mai. Die Ernte des Winterlauchs erfolgt dann im folgenden Jahr zirka im April.

Kohl/Wirsing mit Vorkultur von Februar bis Ende Mai. Bei Verwendung von frostfesten Sorten hat man lange etwas davon.

Gurken – Aussaat sollte von Anfang Mai bis Anfang Juli erfolgen. Wenn Pflänzchen gekauft werden, dann sollten es mindestens zwei gleiche Arten sein.

TIPP: Pflanzen, die als Einzelpflanze nicht besonders standfest sind, wie Gurken, Bohnen und Erbsen, sollten in sogenannten Horsten gezogen werden, das heißt, man sät 2-5 Samen (je nach Sorte) an die gleiche Stelle aus.

Oder wenn man Pflänzchen verwendet, werden mindestens zwei nebeneinander gesetzt, damit sie sich gegenseitig stützen und schützen können.

Beim Anbau mehrerer dieser Pflanzen, achtet man auf ausreichend Zwischenraum.

Chinakohl – Aussaat erfolgt von Juni bis Juli, dann kann im Spätherbst und im Winter geerntet werden.

Weißkohl – Vorkultur von Frühsorten ab Februar, Direktsaat der Frühsorten ab Ende März.

Rotkohl – Vorkultur der Frühsorten von Februar bis Juni.

Zucker-, Honig- oder **Wassermelonen**, sowie Kürbisse (sehr gut für die Seiten des Hügelbeetes geeignet), werden vorgezogen und ab Ende Mai aufs Beet gebracht.

Zucchini mit Vorkultur ab Mitte April, Direktsaat zirka ab Mitte Mai bis Juni. Auch hier wieder mindestens zwei Pflänzchen nebeneinander setzen und regelmäßig gießen.

Paprika und **Chili** sollten ebenfalls vorgezogen und die Pflänzchen dann ab Ende Mai ausgepflanzt werden.

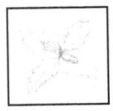

Samen aussäen

Saatbänder oder -platten

Kräutersamen können mittlerweile auf sogenannten Saatbändern oder Saatplatten gekauft werden. Diese werden dann nur noch in eine dafür vorgezogene Rille gelegt. Die Rillentiefe sollte so bei 2-3 cm liegen. Ist das Saatgut eingelegt, dann deckt man es mit Erde leicht zu. Es muss nur noch auf den Abstand zwischen mehreren Saatbändern geachtet werden.

Feine Samen

Feine Samen kann man direkt aus der Saattüte in einer vorgezogenen Rille gleichmäßig verteilen. Wenn der Samen zu fein ist, kann man ihn auch vor dem verteilen mit feinem Sand mischen. Auch hier sollte man auf 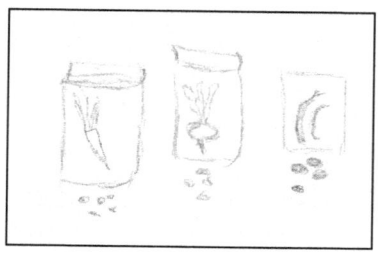 ausreichend Abstand zwischen den Rillen achten. (Der Abstand steht auf der Samentüte.)

Große Samen: Kürbisse Gurken, Zucchini

Zum Ausbringen von großen Samen, wie etwa von Kürbissen, Gurken oder Zucchini, sticht man mit dem Stiel des Handrechens oder einem Stock kleine 3-4 cm tiefe Löcher in den Boden und gibt in jedes Loch 1-2 Samen mit der Spitze nach unten. Dann die Löcher wieder mit Erde schließen.

Bohnen und Erbsen

Möchte man Buschbohnen oder Erbsen säen, dann gibt man in jedes Loch etwa 2-3 Samen.

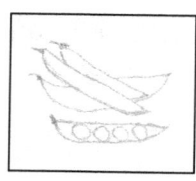

Das Angießen

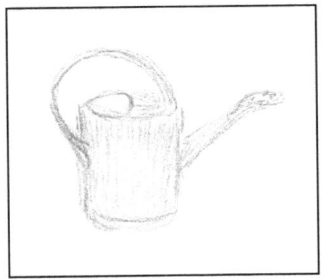

Ist man mit der Aussaat fertig, sollte man gut mit einer Gießkanne mit Brausekopf angießen. Der Brausekopf kann das Wasser besser auf der leicht angedrückten Erde verteilen und damit legt sich der Boden an den Samen, was sich wiederum günstig auf das Keimen des Sämlings auswirkt.

Tipps zur Aufzucht von Tomaten

Tomaten können sehr gut auf der Fensterbank (im März) herangezogen werden. Dafür kann man Pflanzschalen oder ein anderes geeignetes Gefäß verwenden. **Anzuchterde** für Kräuter und Gemüse ist sehr gut dafür verwendbar. Die Pflanzschale sollte ungefähr 1-2 cm bis unter den Rand mit Erde gefüllt werden, dann gibt man den Samen darauf und noch eine ca. 0,5 cm Schicht Erde obendrauf.

Der Boden sollte nur leicht angedrückt, angegossen und ab sofort immer feucht gehalten werden. Sehr gut dazu geeignet ist eine kleine **Gießkanne** mit Aufsatz oder eine Sprühflasche.

Nach 3-4 Wochen sollten die kräftigsten Pflänzchen in größere Töpfe umgesetzt werden. Nach den **Eisheiligen** (Mitte Mai) kommen sie dann an ihren endgültigen Platz nach draußen. Man sollte darauf achten, dass der Wurzelballen zirka 5 cm tief in die Erde gesetzt, gut angedrückt und die Pflanze gestützt wird.

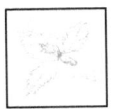

Die Pflanze sollte immer feucht gehalten werden. Wer möchte, kann gleich **Langzeitdünger** in den Boden einarbeiten. Hobbygärtner schwören auf Kompost und Hornspäne, diese kann man nicht nur unter den Boden auf dem Beet mischen sondern auch in einen Pflanztopf. Oder man gießt alle 1-2 Wochen mit Bio-Flüssigdünger für Gemüse, den es mittlerweile in jedem Geschäft mit Gartenabteilung gibt.

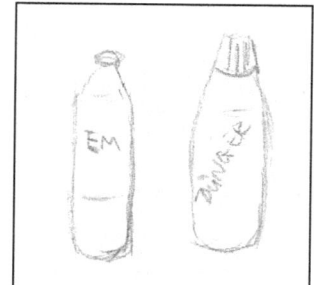

Tomaten mögen gern einen warmen, sonnigen, vor Regen geschützten Platz. Bilden sich Seitentriebe an den Blattachseln, sollten diese frühzeitig vorsichtig entfernt (ausgegeizt) werden. Wenn die Pflanzen Blüten tragen, kann man die Pflanze etwas schütteln oder die Blüten zur Befruchtung leicht zusammen drücken.

Als krankheitsunempfindliche Sorten gelten u.a. die "Philovita" Cocktailtomate und die "Phantasia" Stabtomate, sowie die "Andenhorn" Stabtomate und "Matina", eine frühe und robuste Stabtomate.

Setzen von fertigen Jungpflanzen

Wem Saat ausbringen zu viel Arbeit ist oder zu lange dauert, der kann natürlich auch mit fertigen Jungpflanzen beginnen. Im Frühling sollte man die Pflänzchen am besten mittags ins Beet setzen. Wenn man im Sommer nachpflanzt, dann besser abends, wenn es nicht mehr so heiß ist, weil die Jungpflanzen sonst sehr schnell welken können.

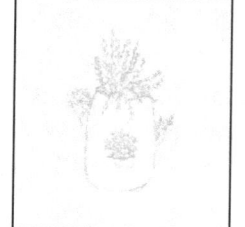

Auch hierfür kann man sich eine Rille als Orientierungshilfe ziehen. Dann werden auf dieser Linie im richtigen Abstand die Pflänzchen eingesetzt.

Tomaten, Zucchini, Paprika, Gurken, Kürbisse

Tomaten, Zucchini, Paprika, Gurken und Kürbisse mögen keine Kälte, deswegen erst ab Mitte Mai einsetzen.

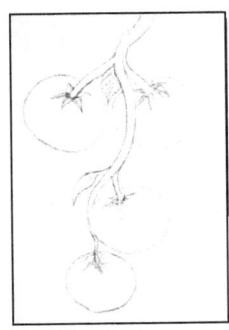

TIPP: Tomatenpflänzchen sollte man so tief setzen, dass der erste Trieb mit im Boden steckt, der bildet dann auch Wurzeln und macht die Pflanze stabiler. Je nach Sorte kann man gleich einen Bambusstab oder ein Spalier als Stütze mit einsetzen.

Salat- und Kohlrabipflänzchen

Salat- und Kohlrabipflänzchen setzt man nur bis zur Hälfte des Wurzelballens in die Erde, sonst können sie leicht anfangen zu faulen. Die Blättchen sollen also locker im Wind wehen können. Danach sollte gut mit lauwarmen Wasser angegossen werden.

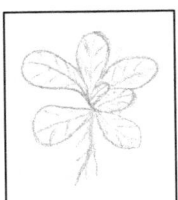

Spinat, Salat, Kohl und Mangold

Bereits im März/April können Spinat, Salat, Kohl und Mangold eingepflanzt werden. Sollten die Nächte noch sehr kalt sein, kann man sie zum Beispiel mit Vlies abdecken oder Platzhütchen benutzen.

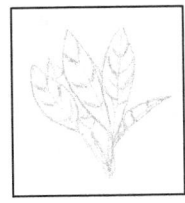

Kohlarten

Blumenkohl, Romanesco und andere Kohlarten, die erst spät reifen, setzt man erst ab Anfang Juni.

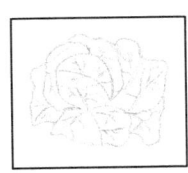

23

5 Merkmale von gesunden Setzlingen

Vielleicht hast Du keine Möglichkeit Deine Pflanzen aus Samen zu ziehen und kaufst die Setzlinge in der Gärtnerei. Überprüfe die Pflanzen vor dem Kauf nach diesen fünf Kriterien, rät Stacey Murphy vom *GrowNetwork*:

1. Die Setzlinge haben **keine Blüten**, denn das bedeutet, dass die Pflanze die Produktion der Blätter abgeschlossen hat und das Samenstadium beginnt.

2. Die Erde ist wie ein **leicht feuchter** Schwamm - nicht zu trocken und nicht zu nass. Man erkennt an dem grünen Algenbefall, dass die Erde zu feucht gehalten wurde, was später zu Problemen mit Pilzbefall führen kann.

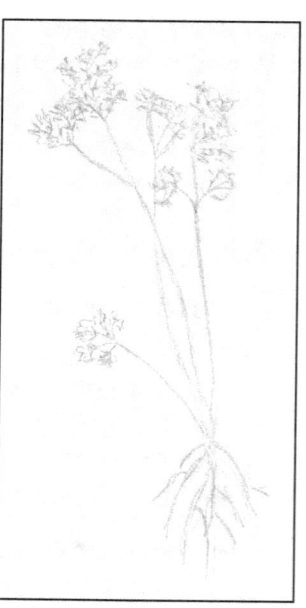

3. Die Pflanze ist **buschig** und die Blätter haben eine kräftige Farbe. Ist die Pflanze hochgeschossen, verrät das, dass sie bald blühen wird.

4. Die **Wurzeln** sind weiß und die Erde ist fest mit dem Wurzelballen verbunden. Dazu nimmt man die Pflanze aus dem Topf. Braune oder schwarze Wurzeln könnten ein Zeichen von Pilzbefall sein.

5. Die Pflanze zeigt keine Anzeichen von **Schädlingen**.

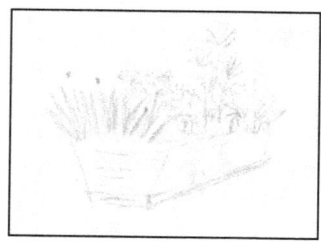

Der Arbeitsplan

Im Frühling können im März/April **Spinat, Radieschen, Pflück-** und **Schnittsalate, Rettiche** und auch **Mangold** ausgesät werden. Von den Kräutern eignen sich jetzt auch **Petersilie, Kerbel, Gartenkresse** und **Rauke.** Ist es nachts noch sehr kalt, dann sollte man nach dem Angießen das Beet mit **Vlies** abdecken. Keine Folie benutzen, weil sich dort Feuchtigkeit stauen kann und die Keimlinge sonst schimmeln oder faulen.

Ab April können **Karotten** ausgesät werden.

TIPP: Wenn alle 2-3 Wochen eine Reihe Karotten gesät wird, gibt es immer welche zu ernten.

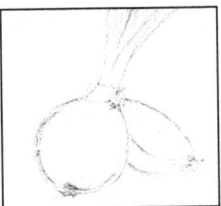

Steckzwiebeln und **Knoblauch** können jetzt auch ins Beet eingesetzt werden. Frühlingszwiebeln und Lauch werden jetzt ausgesät.

Im Sommer beziehungsweise nach den Eisheiligen (Mitte Mai) werden Tomaten, Paprika, Chili, Gurken, Kürbisse, Auberginen, Zucchini, u.a., sowie Erdbeeren gepflanzt.

Ab Juni kommen dann die verschiedenen Kohlsorten, Brokkoli, Fenchel und Sommersalate dazu. Kohlrabipflänzchen können ebenfalls alle 2 Wochen neu gesetzt werden.

Hochwachsende und sich weit ausbreitende Pflanzen (wie etwa Tomaten, Bohnen, Gurken oder Erdbeeren) sollten einen Platz am Rand und in den Ecken des Hochbeetes finden. Hochrankende Pflanzen müssen auch gestützt werden, damit sie nicht umknicken oder abbrechen.

Ab August kommen dann schon alle Herbstgemüse wie Grünkohl, Chinakohl, Radicchio, Endivien und späte Brokkoli-Sorten ins Beet. Ebenso Spinat - er kann gesät oder gepflanzt werden.

Im Herbst, wenn die Nächte wieder kälter werden, sollte das Beet mit Frostschutzvlies wieder abgedeckt werden, dann können auch im Winter noch Petersilie, Lauch, Rauke und Stangensellerie geerntet werden.

Im Winter bleibt das Beet mit dem Vlies abgedeckt. Das Beet sollte bis Februar abgeernet werden, damit die neue Saison starten kann.

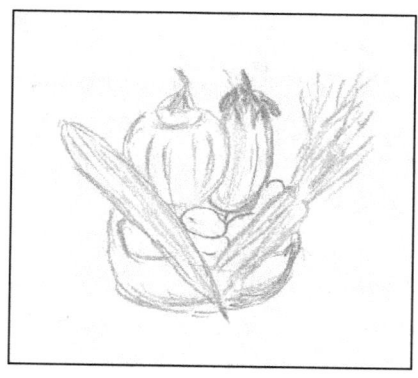

Kapitel 4

Dein Balkon-Biogarten

Auswahl von Pflanzen für Nord- und Südbalkon

Hier noch ein paar Hinweise für einen **Nordbalkon**, d.h. für Balkone auf denen es eher schattig als sonnig ist. In heißen Sommern ist das ja auch eher ein Vorteil.

Aus unserer Erfahrung können wir sagen, dass sich folgende Gemüse, Kräuter und Beeren auch gut entwickelten und kaum Probleme mit weniger Sonne hatten, allerdings dauert die Reifungszeit etwas länger.

Folgende **Gemüsesorten** gedeihen hier:

Radieschen, Kohlrabi, Erbsen, Spinat, Kopf- und Pflücksalate, Kartoffeln, Kürbisse, Karotten und Gurken

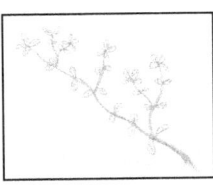

Auch fast alle gängigen **Kräuter** wachsen am Nordbalkon:

Minze, Lavendel, Thymian, Basilikum, Schnittlauch, Rosmarin, Salbei und Petersilie

Sowie **Beeren**:

Himbeeren, Johannisbeeren und Erdbeeren

Für einen **Südbalkon** eignen sich alle im Kapitel Balkon erwähnten Pflanzen. Die meisten davon lieben die Sonne sehr, sollten aber auch nicht der direkten prallen Sonne im Sommer ausgesetzt sein. Stunden- oder tagelange heiße Sommersonne kann die Pflanzen schwächen und verbrennen.

Wann sollte gegossen werden?

Zuerst prüft man, wie sich der Boden anfühlt - dafür kann man einfach den Finger etwas in die Erde stecken. Ist der Boden noch feucht, dann braucht er noch kein oder nur wenig Wasser. Ist er staubtrocken, dann ist es höchste Zeit zu gießen. Trockene Böden unterbrechen den Wachstums- und Reifungsprozess.

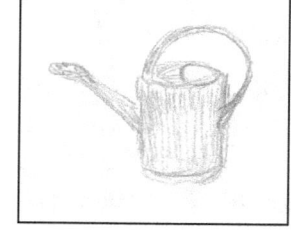

Die beste Zeit zum Gießen ist frühmorgens, bevor die Sonne brennt oder am späten Nachmittag bis Abend. Die Blätter und Früchte der Pflanzen sollten im Sommer auch nicht nass gemacht werden, da sie sonst leicht fleckig werden, damit sind besonders Tomaten gemeint. Wasser einfach auf den Boden gießen.

Kräuter und andere Leckereien auf dem Balkon

Je nachdem wieviel Platz zur Verfügung steht, kann man die Kräuter, die im nächsten Abschnitt *„Kräuter für das Fensterbrett"* genauer beschrieben sind, in einen länglichen Blumenkasten pflanzen, oder sie einzeln in Töpfen auf einem schönen Holztablett oder in einer Holzkiste nebeneinander stellen.

Was auch sehr schön aussieht und zugleich funktionell ist, ist das Pflanzen der Kräuter in einen Kunststoffkorb. Gerne werden auch sogenannte Pflanzentaschen verwendet, die man einfach an einer Wand oder einem Geländer aufhängt. Dort kann man seine Lieblingskräuter einzeln nebeneinander pflanzen. Das ist platzsparend und schmückt zum Beispiel eine Trennwand optimal. Der Duft, den diese Wand verbreitet, ist wirklich ein Genuss.

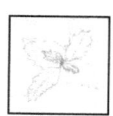

Kartoffeln aus eigener Ernte

Wenn Du gerne Kartoffeln isst, darf ein Kartoffeltopf nicht fehlen. Es gibt bereits dafür vorgesehene Töpfe im Gartencenter zu kaufen, aber man kann auch einen Laub- oder Jutesack benutzen. Schwarze Gefäße speichern die Sonnenwärme, sollten aber im Sommer nicht direkt in der Sonne stehen, weil das die Kartoffeln nicht vertragen. Denn gekocht werden sie ja schließlich erst im Kochtopf ...

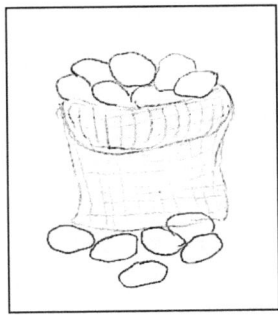

Der im Handel erhältliche Pflanztopf hat einen entscheidenden Vorteil, weil er aus zwei Teilen besteht. Der Innenteil kann zum Ernten herausgenommen werden, so braucht man nicht in der Erde herumbuddeln, sondern man sieht gleich, wie groß die Kartoffeln schon sind.

Man füllt den Pflanztopf zirka bis zur Hälfte mit Erde auf und setzt die Pflanzkartoffeln in etwa 4-5 cm Tiefe ein. Für einen 10-Liter Pflanztopf reichen 3-4 Kartoffeln. Wenn man keine Pflanzkartoffeln hat, kann man auch welche aus der Vorratskammer nehmen, diese sind aber weniger ertragreich.

Sobald sich die ersten Triebe zeigen, werden diese mit einer Schicht Erde zugeschüttet. Dann wartet man wieder bis sie erneut aus der Erde kommen und lässt sie zirka 8 cm hoch wachsen, bevor man sie wieder mit Erde bedeckt. Diesen Vorgang wiederholt man solange, bis die Erde ungefähr 3 cm unter den Topfrand reicht.

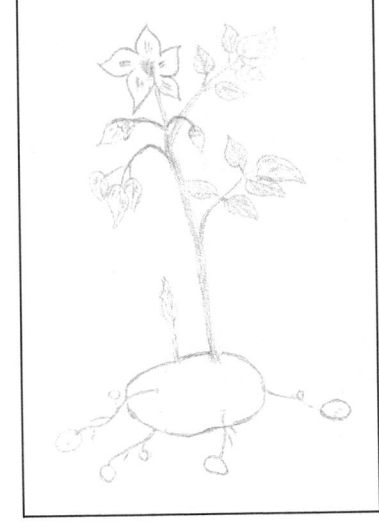

Das Zuschütten der Triebe bewirkt, dass sich mehr Seitentriebe bilden, an denen dann die

Kartoffeln wachsen. Sie sollten regelmäßig gegossen werden, aber nicht in der Staunässe stehen. Da Kartoffeln einige Nährstoffe brauchen, sollte man immer Komposterde mit etwas Urgesteinsmehl mischen oder einen Fertigdünger für Gemüse (z.B. Substral Bio Tomaten- und Gemüsedünger) verwenden.

TIPP: Wer nicht so lange auf die Ernte warten will, kann Frühkartoffeln der Sorten "Altesse" oder „Roter Erstling" verwenden. Bis zur Ernte dauert es dann ungefähr 90-100 Tage.

Kürbisgewächse im Balkongarten

Gurken, Zucchini und **Kürbisse** sind vielseitig verwendbar und sehen auch während der Blüte sehr schön aus.

Minigurken sind auf einem Balkongarten sehr beliebt und sollten deswegen jedes Jahr mit dabei sein.

Besonders gern werden die Sorten „Picolino", „Jazzer" und „Íznik" verwendet.

Die Aussaat erfolgt in einem dafür geeigneten Topf. Am besten gibt man 2-3 Samen in einen Topf. Der schwächere Trieb kann dann eventuell entfernt werden.

Bei den jungen Gurkenpflanzen schneidet man mit der Gartenschere nach dem 4. bis 5. Blatt die Pflanzenspitze ab. Dadurch bildet die Pflanze kräftige Seitentriebe, die dann mehr Früchte tragen. Die Pflanze sollte an einem Stützgerüst oder an einem Stab befestigt sein und zirka alle 1-2 Wochen mit Bio-Gemüsedünger gedüngt werden, wenn keine nährreiche Komposterde benutzt wurde.

Zucchini können ebenso wie die Gurkenpflanzen direkt in den Topf ausgesät und die heranwachsenden Pflanzen an einem Rankgerüst befestigt werden. Oder Du lässt sie einfach an deinem Balkongeländer hochwachsen.

Gute Erträge erhält man mit den Sorten *„Black Forest"* und *„Leila".*

Bei **Kürbissen** auf dem Balkon werden die kleineren Sorten wie etwa „Baby Bear" bevorzugt. Man lässt auch nur 2-3 Früchte pro Pflanze heranwachsen und schneidet alles was darüber ist ab, um die Pflanze für die Fruchtreife zu stärken.

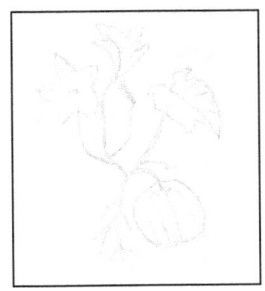

Sogar eine **Mischkultur** kann man auf dem Balkon anlegen. Dafür sollten die Blumenkästen mindestens eine Größe von 100 cm Länge x 30 cm Breite x 30 cm Tiefe haben.

Man kann **Bohnen** an den hinteren Rand setzen, deren Triebe dann am Balkongeländer oder an Bambusstäben befestigt werden. Davor können zum Beispiel Petersilie, Schnittlauch, Kapuzinerkresse, Basilikum oder ähnliches gesetzt werden, und zwar je nach Größe 3-4 verschiedene Sorten.

Tomaten, Paprika, Zuckererbsen

Besonders Kinder mögen kleine Cocktail und Kirschtomaten *(„Super Sweet Million", „Brillantino", „Black Cherry"),* aber natürlich wachsen auch andere Sorten wie *„Balkonstar"* auf dem Balkon.

Minitomaten kann man auch gut in einen Blumenkasten mit Kräutern zusammen pflanzen. Es werden bevorzugt Knoblauch oder Schnittknoblauch, Radieschen, Kohlrabi oder Karotten mit Minitomaten angepflanzt, die man dann nach der Ernte ein weiteres Mal aussäen kann.

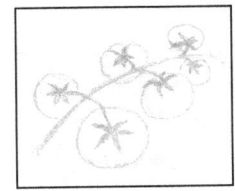

Aber auch **Tomaten** und **Paprika** kann man in einen großen runden Topf zusammen einsetzen. Das hängt von Deinen Vorlieben ab und Deiner Balkongröße. Du kannst also soviel wie möglich auf kleinstem Raum unterbringen.

Für eine reichliche Ernte bevorzugen wir die Sorten *"Nazar"* für rote Paprika und *"Multi"* für gelbe Paprika. Die Pflanzen werden zirka 60 cm hoch. Wer Paprika selbst aussäen möchte, sollte mehrere Samen in die Aussaaterde geben, denn meist keimen nicht alle Samen und wenn doch, kann man sie immer noch trennen oder die Schwächsten entfernen. Paprika sollte oft gegossen werden, aber nicht in Staunässe stehen.

TIPP: Diesen Tipp für einen großen Fruchtertrag haben wir von einem Hobbygärtner bekommen. Er sagte, dass man die erste Blüte (die sogenannte Königsblüte) entfernen sollte, damit sich mehr Blüten und damit Früchte an den Seitentrieben bilden können.

Tomaten und Paprikapflanzen solltest Du vorziehen, bevor sie nach draußen gepflanzt und auch immer mit einem Stab gestützt werden. Auch hier sollte man wieder einen Bastfaden verwenden, weil diese weniger in die Pflanze einschneiden.

Zuckererbsen sind besondere Lieblinge der Kinder, die sie oft gleich vom Strauch essen. Zuckererbsen und auch Bohnen kann man einfach in einem etwas tieferen Blumenkasten oder in einem Topf direkt am Balkongerüst hochwachsen lassen. Dadurch entsteht nebenbei noch ein natürlicher Sichtschutz. Je nach Größe des Pflanzbehälters kann man zum Beispiel auch gleich Bohnenkraut mit einfügen.

Doch neben all den duftenden Kräutern und dem knackigen Gemüse dürfen auch ein paar süße Leckereien nicht fehlen – nämlich die vielen bunten Beeren, die wir auch auf dem Balkon anbauen und genießen können.

Erdbeeren, Himbeeren, Brombeeren, Johannisbeeren

Erdbeeren eignen sich sehr gut als Balkonpflanzen. Erstens sind sie gut in einem Balkonkasten, einem Topf oder in einer Hängeampel unterzubringen, zweitens kann man über einen längeren Zeitraum ernten und drittens bilden sie Ableger.

Diese Ableger können ganz schnell den Boden bedecken. Während des Sommers und der Blütezeit, sollte man aber

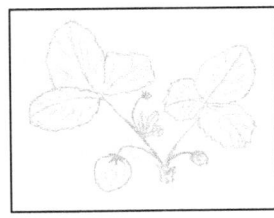

nicht alle Ableger stehen lassen, da diese sonst viel Energie aus der Pflanze ziehen, die ja für die Früchte gebraucht wird. Deshalb kann man diese größtenteils entfernen oder die Ausläufer von der Mutterpflanze abtrennen und in einen separaten Topf ziehen.

Es gibt mittlerweile viele verschiedene Sorten, die für den Balkon geeignet sind. Die meisten lieben die Sonne, aber es gibt auch Sorten, die wie die Walderdbeere auch auf einem nicht so sonnigen Balkonplätzchen wachsen. Allerdings sind deren Früchte etwas kleiner. Für besondere Gaumenfreuden können auch verschiedene Erdbeersorten in einen Balkonkasten gesetzt werden.

Folgende Erdbeeersorten haben sich bewährt: *"Evita"*, *„Mara de Bois"* und *„Selva"* für den sonnigen Balkon. *"Alexandria"* ist eine Sorte für eher schattige Plätze.

Für eine gute Ernte kann man beim Einpflanzen einen Langzeitdünger für Beeren (beispielsweise Hornspäne, Blaudünger) gleich mit in den Boden mischen.

Beim Einpflanzen sollte darauf geachtet werden, dass die Pflanzen nicht zu tief in der Erde stecken. Die sogenannte Herzknospe sollte noch zu sehen sein. Herzknospe wird der Teil der Pflanze genannt, von dem aus die Blätter wachsen. Lässt man die Erdbeeren über den Rand des Pflanzgefäßes hinaus wachsen oder legt etwas Stroh um die Pflanzen, dann bleiben die Erdbeeren sauber und faulen nicht so schnell, falls die Erde längere Zeit nass ist.

Himbeeren und auch **Brombeeren** gehören zu den Lieblingsbeeren, sogar im Balkon-Biogarten.

In einem großen Blumenkasten (Maße mindestens 60 cm x 30 cm x 30 cm) kann man beispielsweise an den hinteren Rand Himbeeren *(„Autumn Bliss")*, eine Säulenkirsche *(„Sylvia")* und Brombeeren *(„Navaho")* und davor 4-5 Erdbeerpflanzen setzen.

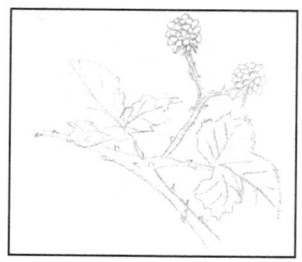

Auch **Johannisbeeren** (besonders als Hochstämmchen) passen gut auf einen Balkon. Je nach Vorliebe kann man zwischen roten, gelben und schwarzen Johannisbeeren wählen. Bei Johannisbeeren ist darauf zu achten, dass mindestens eine zweite Sorte in der Nähe gepflanzt ist.

Rote und weiße Johannisbeeren sind weitestgehend selbstfruchtbar, bei den schwarzen Johannisbeeren sollte man unbedingt auf eine weitere Sorte achten. Folgende Empfehlungen haben wir für Johannisbeeren:

Rote: *„Johnkheer van Tets"*

Weiße: *„Weiße Versailler",*
          „Rosa Sport"

Schwarze: *„Titania"*

Für Himbeeren, Brombeeren und Johannisbeeren eignet sich ein **Spalier** besonders gut, an dem sie sich stützen und ausbreiten können. Sollten sich die Pflanzen zu weit ausbreiten, kann man sie stutzen oder einen Teil davon ausgraben und an einen Schul- oder Kindergarten oder an einen lieben Nachbarn verschenken. Der Boden sollte mit Beerenlangzeitdünger (z.B. Hornspäne, Blaudünger, Urgesteinsmehl) versehen werden oder man kann auch Waldhumus zufügen. Hochstämmchen kann man gut mit Salat, Spinat, Kohlrabi oder auch Erdbeeren unterpflanzen, um den Platz optimal zu nutzen.

Obstbäumchen

Wer Obstbäume auf seinem Balkon haben möchte, sollte daran denken, dass nicht jeder Baum selbstfruchtbar ist und eine zweite Sorte in der Nähe braucht. Für Balkone werden meist Säulenobst- und Zwergobstbäumchen gewählt.

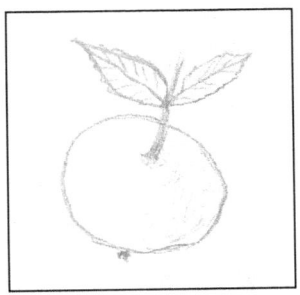

Hier sind einige Sorten, die man in einer Baumschule findet:

Sorte:	selbstfruchtbar	nicht selbst-fruchtbar
Apfelbaum		MiniCox Starking Cactus Maloni Lilly/Sally Suncats Goldcats Greencats Starcats Coxcolumnar
Aprikose	Aprigold Kaluna	
Birne	Garden Pearl	Little Queen Decora Obelisk
Kirsche	Garden Bing Little Mailot Sylvia	
Nektarine	Fruttoni Rubis Small Sunning Fruttini Alicerol	
Pfirsich	Roter Zwerg Fruttoni Amber	
Pflaume	Jojo Fruttoni Golddust Imperial Fruttini Skyscraper	

Lückenfüller – Mischkultur

Als sogenannten Lückenfüller eignen sich besonders Radieschen, Kohlrabi, Karotten, Kresse und Salate, da diese bis Ende September ausgesät werden können.

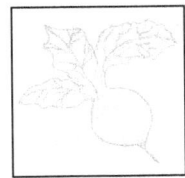

Bei Karotten, Salaten, Wirsing, Kohlrabi u.a. gibt es spezielle Sorten für den frühen oder späten Anbau. Deshalb lohnt es sich darauf zu achten.

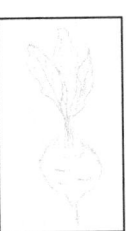

Empfehlenswerte Kohlrabisorten sind z.B. *"Superschmelz"* (weiße Sorte mit großen, nicht holzig werdenden Früchten) und blauer Kohlrabi *"Blaro"*.

Achte darauf, dass die Früchte die Erde nicht berühren, da sie sonst Wurzeln treiben.

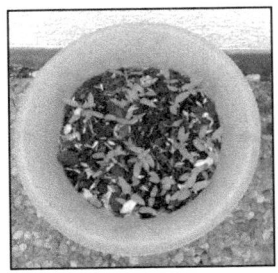
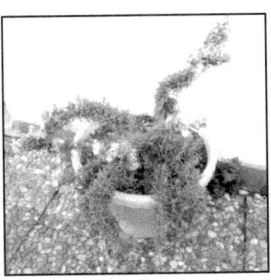
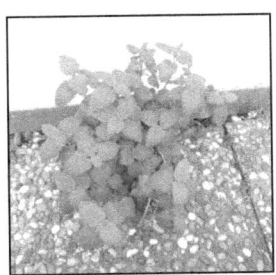

Paprika   Rosmarin   Zitronenmelisse

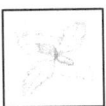

Kapitel 5

Deine Biokräuter Fensterbank

Schnell und einfach:
Biokräuter von der Fensterbank

Wünscht Du Dir einen einfachen Zugang zu frischen Kräutern? Möchtest Du mit möglichst wenig Arbeit trotzdem eine üppige Ernte einfahren? Und wie wäre es mit frischen Kräutern das ganze Jahr hindurch? Wenn Du eine sonnige Fensterbank hast, dann zeigen wir Dir hier wie es geht. Sollte Dein Fenster gegen Norden schauen, keine Sorge! Auch dafür zeigen wir Dir eine Lösung.

Kräuterauswahl für das Fensterbrett

Dieser Vorschlag für einen Blumenkasten fürs Fensterbrett oder den Balkon wird besonders Liebhaber von Salaten oder italienischen Gerichten erfreuen:

Dill, Petersilie, Schnittlauch, Basilikum, Knoblauch (eventuell Schnittknoblauch) und Kresse

Für Kräuter, die einen aromatischen Duft verströmen, eignen sich folgende Pflanzen:

Lavendel, Zitronenmelisse, Rosmarin, Thymian, Zitronenverbene, Kamille, Ysop, Echter Salbei, Pfefferminze und Duftpelargonie

Blumentöpfe, Gartenerde und Samen

Als „**Blumentöpfe**" nimmt man entweder Joghurtbecher oder man schneidet Plastikflaschen auf. In den Boden wird für den Wasserablauf ein Kreuz geschnitten. Es eignen sich auch Eierbehälter aus Pappe oder andere „Töpfe" und natürlich gibt es auch Starter-Trays zu kaufen.

Idealerweise werden ein oder zwei Behälter pro Person pro Tag benötigt, je nach Konsum. Sammle die Plastikbehälter, denn Du wirst jede Woche eine neue Pflanzung starten.

Einmal pro Woche werden ein paar **Samen** in die mit guter Erde (Anzucht oder Komposterde) vorbereiteten „Blumentöpfe" gesät und vorsichtig bewässert. Man kann die Samen und kleinen Pflänzchen auch schonend mit einer Wasserflasche besprühen. Willst Du eine automatische Bewässerung, siehe den nachfolgenden Tipp.

Sind die Kräuter zur **Ernte** bereit, schneide sie mit der Schere ab. Guten Appetit!

Man kann die abgeernteten Behälter gleich für die nächste **Aussaat** verwenden. Dazu wende die Erde samt Wurzeln mit einem Löffel. Die Wurzeln der vorherigen Pflanzen verrotten und dienen als Nahrung für die neuen Pflänzchen.

TIPP: **Für eine Automatische Bewässerung**, nimm einen Wollfaden, den Du mit der Pflanze in die Erde legst und an der Entwässerungsöffnung am Boden heraushängen lässt. Um den Faden sicher festzuhalten, kann man ihn auch an einen Zahnstocher festbinden, den man quer auf die Erde legt.

Unter den Pflanztopf wird eine Schüssel mit Wasser gestellt. Diese Wasserschüssel sollte kleiner als der Blumentopfboden sein, damit die Pflanze nicht im Wasser steht. Der Wollfaden bringt das Wasser hinauf zur Pflanze.

Um mehrere Kräutertöpfe gleichzeitig zu bewässern nimmt man eine Wanne mit Wasser, legt ein Gitter darüber und setzt die Blumentöpfe darauf. Der Wollfaden versorgt die Pflanzen ganz von selbst mit Wasser. Einmal pro Woche, oder wenn notwendig, wird die Wanne nachgefüllt. So hat man keine Mehrarbeit mit dem Blumengießen.

Kein Licht auf Deiner Fensterbank?

Kein Problem! Versorge Deine Keimlinge mit einer geeigneten Lichtquelle, denn „Licht ist Leben"! Das Licht ist für das Wachstum der Pflanzen entscheidend.

Schlechtes Licht – kümmerliche Pflanzen!

Gutes Licht – kräftige Pflanzen!

Man braucht eine Lampe, die keine Hitze ausstrahlt. LED Lampen sind geeignet und effizient.

Falls Du kein geeignetes Fensterbrett zur Verfügung hast, dann finde ein leeres Bücherregal oder einen freien Platz im Küchenkasten. Installiere auf dem darüber liegenden Brett ein oder zwei Lichtquellen, die nahe an den Samen sein sollten. Wenn die Pflänzchen sprießen, setze das verstellbare Regal höher. Oder erhöhe die Aussaat zu Beginn und setze tiefer, wenn die Kräuter zu wachsen beginnen.

Wenn Du einen Tisch für Deine Pflanzung zur Verfügung hast, besorge Dir einen Lichtständer für Pflanzen, der auch dimmbar und mit Zeitschaltuhr versehen sein kann.

Verlasse Dich nicht auf die trüben Wintersonnenstrahlen, die durchs Fenster dringen. Gib Deinen Pflänzchen eine richtige Überlebenschance: Licht, Wasser und gute Erde!

Anleitung für die Anzucht von Gemüse auf der Fensterbank

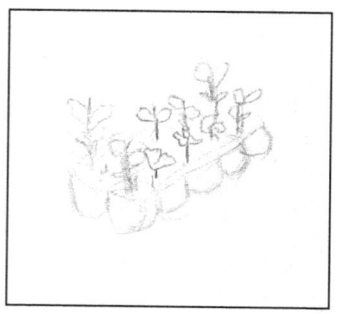

Bereits ab Februar können wir mit Aussaat von Tomaten, Zucchini, Paprika, Gurke, Blumenkohl und auch von Kräutern auf der Fensterbank beginnen.

Dafür eignen sich, wie bereits erwähnt, spezielle Aussaatschalen und Anzuchttöpfe, aber auch Verpackungen von Eiern.

Wir bevorzugen letzteres, weil sie wasserdurchlässig und gut zu portionieren sind und sich das Pflänzchen dann gut herausnehmen lässt - außerdem hat sie fast jeder ohnehin daheim.

Das Behältnis wird also bis 2-3 cm unter den Rand mit Erde (zum Beispiel spezielle Anzuchterde für Gemüse und Kräuter) befüllt, dann kommen die Samen darauf. Dabei sollte je nach Sorte darauf geachtet werden, wieviel Abstand zwischen den einzelnen Samen oder Samengruppen einzuhalten ist. Haben die Samen zu wenig Platz, keimen sie schlecht und das wäre schade. Über die Samen gibt man dann möglichst 1-2 cm feine, lockere Erde.

Falls sie etwas klumpig aus der Verpackung kommt, sollte sie schön aufgelockert und über die Samen gestreut werden – man könnte dafür auch ein Sieb benutzen. Danach den Boden leicht andrücken und mit lauwarmen Wasser angießen. Größere Samen (wie zum Beispiel Samen von Erbsen, Bohnen, Kürbis, u.a.) legt man vor der Aussaat für ein paar Minuten in lauwarmes Wasser, dann keimen sie schneller.

Wer möchte kann die Aussaatschale noch mit einer Kunststoffhaube/Folie abdecken, das ist aber nicht unbedingt erforderlich. Jetzt sollte darauf geachtet werden, dass der Boden immer feucht bleibt. Eine gute Hilfe ist dabei eine kleine Gießkanne mit Sprühaufsatz oder eine Sprühflasche.

Wenn die Pflänzchen groß genug sind, kann man sich die Stärksten davon aussuchen und die Schwächeren entfernen (pikieren). Je nachdem, um welche Pflanze es sich handelt, sollte sie eventuell in einen eigenen Topf umgesetzt werden, bevor sie dann Ende April oder besser Mitte Mai (nach den Eisheiligen) nach draußen gesetzt wird. Wer natürlich genügend geeigneten Platz im Haus oder in der Garage hat, kann diese auch schon in einen Topf für den Balkon einsetzen.

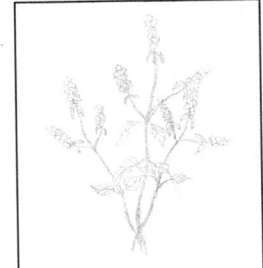

Bei schönem, warmem Wetter kann man seine Zöglinge dann tagsüber schon auf den Balkon in die Sonne stellen und abends wieder hereinholen. Damit werden die Pflanzen bereits etwas gegen Temperaturschwankungen abgehärtet und sind dann nicht mehr so empfindlich, wenn sie ganz draußen im Freien bleiben.

Auch Pilze gedeihen auf dem Fensterbrett!

Frau Elisabeth Krakora zeigt Dir, wie einfach es geht!

Du brauchst:

- Einen nicht zu sonnigen eher kühlen Platz „auf der Fensterbank"
- Ideal wäre als einmalige Anschaffung ein kleines Gewächshaus
- Eine vorgereifte Pilz-Kultur für zu Hause – sie kommt mit genauer Anleitung (siehe Bezugsquellen)
- Pinsel

Wenn die Rede von Pilzen ist, tauchen die Bilder meiner glücklichen Kindheit vor mir auf: Erinnerungen an unberührte Natur, an Blumenwiesen und Nadelwälder, an den Duft von Walderdbeeren, Moos, Harz und Pilzen.

Was haben diese Gedanken mit der Fensterbank zu tun?

Da es schon so lange her ist, seit ich das letzte Mal durch diese vertrauten Wälder gehen konnte war meine Freude riesig, als ich erfahren habe, dass man etliche Pilze – ganz kinderleicht – zu Hause ziehen und ernten kann und das zu jeder Jahreszeit!

Ich habe umgehend einige Kulturen bestellt. (Siehe Bezugsquellen) Es fiel mir schwer mich zu entscheiden: Shiitake, Austernpilze, Champignons, Kräuterseitlinge, Morcheln, Affenkopfpilz? Ich habe beschlossen auf Entdeckungsreise zu gehen.

Shiitake

Der Shiitake Pilz gedeiht sowohl am Fensterbrett, im Keller oder im Sommer an einem schattigen Platz im Garten. Er zählt in China zu den **„Schätzen aus Bergen und Meeren"**. Ernährungswissenschaftlich konnte ein besonderer Reichtum an Wirkstoffen nachgewiesen werden: von Aminosäuren, über Provitamin Ergosterol, das im Organismus zu Vitamin D umgewandelt wird, sowie wertvolle B-Vitamine.

Er spielt auch in der chinesischen Medizin eine große Rolle: Bei Lungenentzündung, Erkältung, Masern bei Kindern, er wirkt antiviral.

Er ist aber auch nützlich zur Senkung des Cholesterinspiegels, bei Leberleiden, er wird eingesetzt zur Behandlung von Tumor- und Rheumaerkrankungen.

Er kann als Vorrat getrocknet oder eingefroren werden.

Die Shiitake Pilz-Kultur sieht bei der Lieferung wie ein kleiner Brotlaib aus, den ich gleich in Moos gebettet habe. Bereits nach wenigen Tagen hatte ich meine erste Ernte. Um die Feuchtigkeit gleichmäßig zu erhalten ist das Gewächshaus ideal. Das ist eine einmalige Anschaffung, die man über Jahre in Verwendung haben kann – nicht nur für Pilze, sondern auch um Pflanzen vorzuziehen. Bei der Pflege die Anleitung genau befolgen.

Champignons

gedeihen mit oder ohne Licht. Hauptsache sie stehen kühl. Hier bietet sich in der warmen Jahreszeit also weniger das Fensterbrett als der Keller an.

Der Champignon wird **seit dem 17. Jahrhundert** in Frankreich kultiviert. Er wird in drei Farben angeboten: weiß, cremefarben und braun. Champignons sind Vitaminreich und gelten als Nervennahrung, regen die Gehirntätigkeit an und töten Bakterien ab.

Die Zubereitung ist vielfältig: man kann sie roh verzehren, gegrillt, gedünstet, gebraten oder frittiert genießen.

Champignons lassen sich bestens einfrieren, sie haben wertvolle Vitamine und Spurenelemente.

Champignons lassen sich sehr unkompliziert züchten, da sie mit Erde bedeckt werden, die man leicht feucht halten kann.

Affenkopfpilz – Igelstachelbart – Pom-Pom Blanc

Für den Affenkopfpilz ist ein kühler Keller mit etwas Licht, beziehungsweise das Gewächshaus ideal.

Der „Affenkopfpilz" trägt diesen Namen, da sein Fruchtkörper dem behaarten Kopf einer chinesischen Affenart ähnelt. In China ist dieser Pilz bereits **seit über 4.000 Jahren** bekannt und sowohl als Heil- als auch als Speisepilz hoch geschätzt. Früher wurde er Königen und Herrschern wegen seiner Seltenheit und seines außergewöhnlichen Geschmacks als Geschenk dargereicht beziehungsweise anstelle von Gold als Tribut gegeben.

Vor einigen Jahren habe ich gelesen, dass dieser Pilz bei uns kaum zu haben ist, dass aber Studien laufen, wie er künftig gezüchtet werden könnte, „sodass es zu hoffen ist, diese dekorativen und heilkräftigen Affenköpfe eines Tages auch in unseren Gemüse- und Naturkostläden zu finden". Die Zukunft hat begonnen! Wir können diesen Pilz inzwischen nicht nur kaufen, sondern ihn zu Hause sogar selbst züchten!

> **Die Inhaltsstoffe:** 32 Aromastoffe, überdurchschnittlich viele Aminosäuren und Spurenelemente

In der chinesischen Medizin wird er bei Magenleiden, Atembeschwerden, Nervenleiden, Alzheimer, hohem Cholesterin, Krebs und geschwächtem Immunsystem eingesetzt. Etliche Wirkungen sind wissenschaftlich bestätigt worden.

Der Affenkopfpilz hat eine feste, leicht zähe Konsistenz und wird daher gerne paniert als Fleischersatz verwendet. Man kann ihn aber auch roh, gebraten oder gedünstet genießen. Er harmoniert gut mit hellem Fleisch, Fisch und Meeresfrüchten. Geschmacklich erinnert er an Hühner- oder Kalbfleisch mit leicht fruchtigem Aroma (Zitronengras/Kokosnuss). In Frankreich wird er in Feinschmeckerlokalen als Pom-Pom Blanc angeboten.

Der Affenkopfpilz ist nicht zum Trocknen geeignet, da er dabei viele seiner wertvollen Inhaltstoffe verlieren würde. Man kann ihn aber gut einfrieren!

Der Pom-Pom Blanc sieht bei der Lieferung wie ein Käselaib aus. Auch ihn habe ich in Moos gebettet und die Erfahrung gemacht, dass ein Gewächshaus die Zucht erleichtert. Außer man möchte diesem Pilz besonders viel Liebe widmen und ihn regelmäßig feucht halten, aber auch wieder nicht zu feucht …

TIPP: Unter „Pilze züchten" findet man zahlreiche Anbieter und ein reichhaltiges Angebot an Pilz-Kulturen, zum Beispiel bei hawlik-vitalpilze.de. Alle Lieferungen werden mit genauer Anleitung prompt zugeschickt. Es nimmt kaum Zeit in Anspruch Pilze zu ziehen. Man muss die Feuchtigkeit kontrollieren und für etwas Luftzufuhr sorgen. Es ist kinderleicht, wenn man das Gewächshaus hat. Ernten und genießen!

TIPP: Vor der Zubereitung sollte man Pilze nie waschen, da sie sich mit Wasser vollsaugen würden. Die Verschmutzungen an den Pilzstielen mithilfe eines Messers abschaben, die Hüte und Lamellen mit dem Pinsel säubern.

Kapitel 6
Ätherische Öle im Biogarten

Wenn Du an Deinem Beet vorbeigehst und ein Salbeiblatt zwischen den Fingern verreibst, steigt ein betörender Duft in die Nase, der das Wasser automatisch im Mund zusammenlaufen lässt. Denn Salbei regt die Magensäfte kräftig an, stimuliert die Gallenblase und unterstützt unser Verdauungssystem.

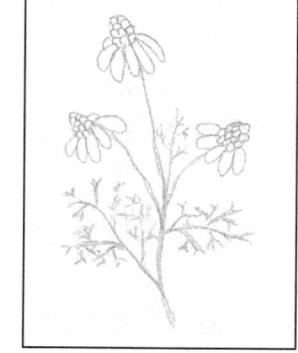

Oder Du riechst an einer Kamillenpflanze und wirst an Mutters magenfreundlichen Kamillentee aus Deiner Jugendzeit erinnert. Der Rosenduft, der herüber weht, lässt Dein Herz höher schlagen und die satte Farbe der Karotten, die Du aus der Erde ziehst, tun Deinen Augen wohl.

„Lass die Nahrung Deine Medizin sein."

Die Natur ist voll von Nahrungsmitteln, die den Duft und das Aroma der jeweiligen Pflanze zum Wohl der Menschen bergen. Durch das Essen gelangt die Lebensenergie der Pflanze in unseren Körper, um uns für das Überleben zu rüsten. Gäbe es keine Natur, wäre kein Leben auf diesem Planeten möglich.

Daher lass uns jetzt über die wunderbaren biochemischen Eigenschaften in Kräutern, Obst und Gemüse, die wir täglich essen sollten, sprechen. Wenn man bedenkt, dass man all die Eigenschaften und hilfreichen Vorteile der ätherischen Öle selbst in seinem eigenen Bio Garten heranreifen lassen kann, dann geht einem beim Ernten und Essen vor Freude das Herz über. Ätherische Öle in der Nahrung sind die beste Medizin, wie Hippokrates schon sagte: „Lass die Nahrung Deine Medizin sein und Deine Medizin Nahrung."

Ätherische Öle in der Küche

Wenn man eine Mandarine schält und der betörende Duft in die Nase steigt, riecht man ein ätherisches Öl! Es gibt viele ätherische Öle, die ausgezeichnet duften und ein hervorragendes Aroma in unsere Speisen zaubern können.

Doch Vorsicht! Ätherische Öle sind so konzentriert, dass es gerade einmal 1-2 Tropfen eines Öls bedarf, um Speisen zu verfeinern.

TIPP: 1 Tropfen ätherisches Öl entspricht etwa 30 g eines getrockneten Küchenkrauts.

Zitrusöle wie Orange, Zitrone, Bergamotte, Grapefruit, Mandarine und andere sind besonders beliebt in der Aroma-Küche, weil sie einen frischen Geschmack in das Gericht zaubern.

Gewürzöle hingegen haben einen weitaus stärkeren Geschmack als Zitrusöle. Dazu gehören ätherische Öle wie Basilikum, Estragon, Majoran, Muskat, Oregano, Thymian, Wintergrün oder Zimt.

TIPP: Um Dein Gericht mit einem ätherischen Öl nicht zu stark zu würzen, sozusagen zu „versalzen", verwende einen Zahnstocher, den Du in ein Ölfläschchen steckst, und rühre damit um. So kannst Du den Geschmack kontrollieren und bei Bedarf mehr ätherisches Öl einrühren.

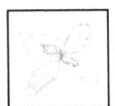

Beliebte Öle zum Kochen

Diese ätherischen Öle sollten in keiner Aroma-Küche fehlen:

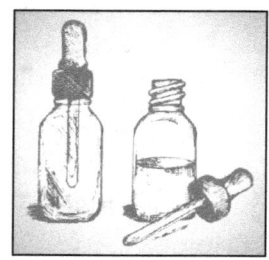

Basilikum, Fenchel, Gewürznelke, Grapefruit, Grüne Minze, Ingwer, Koriander, Majoran, Mandarine, Muskatnuss, Orange, Oregano, schwarzer Pfeffer, Pfefferminze, Rosmarin, Salbei, Zimt, und Zitrone

---

TIPP: Für ein Rezept für 6-10 Personen, füge 1-2 Tropfen eines ätherischen Öls nach dem Kochen, vor dem Servieren, hinzu, sodass das ätherische Öl nicht durch die Kochhitze verdampft.

Kochtipps für die Aroma-Köchin

- Ingwer, Zimt, Gewürznelke oder Muskatnuss können Ingwer Plätzchen einen feinen Geschmack verleihen.

- Orange oder Mandarine passen in jeden Kuchenteig.

- Pfefferminze und Grüne Minze schmecken besonders gut in Schokoladenkuchen, Schokoladekeks oder Tortenglasuren.

- Oregano, Majoran, Thymian oder Basilikum machen sich in Tomatensoße für Spaghetti, Pizza, Ravioli und Lasagne Rezepte besonders gut.

- Zitrone, Gewürznelke, Orange, Mandarine oder Pfefferminz können den Geschmack von Puddings und Fruchttörtchen verfeinern. Nimm 1-2 Tropfen für 4-8 Portionen.

- Aus Lavendel, römischer Kamille, Orange, Mandarine, Zitrone, Pfefferminze, Wintergrün und Melisse kann man einen köstlichen Kräutertee zubereiten. Mische

1-2 Tropfen in 1 Teelöffel Agavensirup und rühre es in 1 Tasse warmes Wasser.

- Zitrone, Orange, Mandarine oder Pfefferminze in kaltem Wasser ergeben ein kühles Getränk.

(Quelle: Essential Oils Integrative Medical Guide)

Ätherische Öle, Kräuter oder beides?

Du fragst Dich jetzt vielleicht: „Was ist denn besser, ätherische Öle oder Kräuter?" Kräuter in jeder Form, frisch, getrocknet oder in Pulverform werden seit jeher in der Küche verwendet. Der Unterschied zwischen einem ätherischen Öl und einem getrockneten Kraut ist die Konzentration.

Das ätherische Öl ist hochkonzentriert, während das Küchenkraut bei der Trocknung seine ätherischen Öle langsam abgibt. Je länger es lagert, desto schwächer und kraftloser wird das Gewürz. Das ätherische Öl hingegen erhält seine ungeminderte aromatische Kraft und Stärke über Jahre.

TIPP: Wenn Du also überlegst, ob Du in Deinem Rezept ein Küchenkraut oder ein ätherisches Öl verwenden solltest, dann rate ich Dir, verwende beides in Maßen. Solltest Du einmal keine Frische Zitrone zu Hause haben, nimm Zitronenöl. Verfeinere Dein Kräutersalz mit 1 Tropfen eines ätherischen Öls. Du wirst erstaunt sein, wie dieser kleine Zusatz Deine Speisen zu einem echten Gaumenerlebnis macht!

Heil- und Gewürzpflanzen für die Aroma-Küche

Der Nährwert der folgenden Gewürze, in welcher Form auch immer man sie verwendet – Kraut oder Öl – ist über die Jahrhunderte wohl bekannt und dokumentiert und wurde von Hausfrauen weltweit zum Würzen und für das allgemeine Wohl der Familie angewandt. So kannst Du Deine Familie mit Deinem eigenen Bio Garten unterstützen:

Anis:

Anis (*Pimpinella anisum*) wird als Gewürz- und Heilpflanze verwendet. Es verleiht Brot, Gebäck und Anisplätzchen seinen unverkennbaren Geschmack. Auch wird es Likör beigemischt. Sein medizinischer Wert wird vor allem bei Magenverstimmung und Koliken sowie für die Nierengesundheit geschätzt. Wegen seiner schleimlösenden und krampflösenden Wirkungen hatte man früher bei chronischem Asthma Anistee gereicht.

Blütezeit: Juni bis September

Erntezeit: August bis September

Basilikum:

Der frische Duft von Basilikum (*Ocimum basilicum*) unterstützt das Gedächtnis, hilft bei Depression und geistiger Müdigkeit, sowie bei der Abwehr von Infektionskrankheiten (Erkältung und Grippe) – das wussten schon unsere Vorfahren. Basilikum wehrt auch Insekten ab und wird oft zusammen mit Tomaten gepflanzt, die gerne in unmittelbarer Nachbarschaft miteinander wachsen.

Blütezeit: Juni bis September

Erntezeit: Vor der Blüte

Fenchel:

Über Fenchel (*Foeniculum vulgare*) sagte die Äbtissin Hildegard von Bingen, dass wie immer auch gegessen, er gesund ist und glücklich macht, sowie eine reine Haut und gesundes Blut schafft. Fencheltee lindert Gas und Blähungen und kann mit seinen hormonähnlichen Eigenschaften die Wechseljahrbeschwerden lindern.

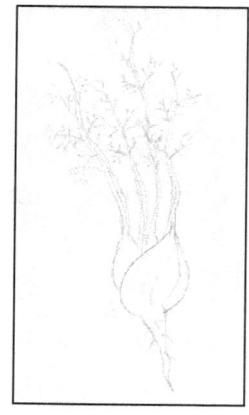

Der Duft von Fenchel wehrt Flöhe ab und wird deshalb auch gerne auf die Pölster unserer Haustiere gesprüht. Am besten schossfeste Sorten (z.B. *Rondo F1, Finale*) verwenden.

Blütezeit: Juli bis September

Erntezeit: bis Anfang November

Lorbeer:

Echter Lorbeer (*Laurus nobilis*) ist ein immergrüner Strauch, der sich als Topfpflanze auf dem Balkon oder im Garten heimisch fühlt, aber vor Frost geschützt werden muss. Ein frisches Lorbeerblatt in Suppen, Eintöpfen, Fleisch- und Fischgerichten, oder einen Tropfen seines ätherischen Öls, schenkt den Speisen ein leicht herb-bitteres Aroma. Lorbeer ist zugleich eine Verdauungshilfe.

Er kann auch als Öl oder Creme in Muskel und Gelenke massiert werden, um Schmerzen zu lindern oder als Tee, zusammen mit Zimt, Gewürznelke und Salbei, bei Erkältung getrunken werden. Und er vertreibt auch lästige Insekten. Der Lorbeerkranz ist das Symbol für Sieg und Ruhm.

Blütezeit: April bis Juni

Erntezeit: Ganzjährig

Melisse, Zitronenmelisse:

Die Melisse (*Melissa officinalis*) mit intensiver Zitrusnote liebt nährstoffreichen, warmen und trockenen Boden und kann auch durch Stecklinge vermehrt werden. Am besten pflanzt man die Melisse in einen eigenen Topf, denn sie neigt dazu sich großflächig auszubreiten.

Die Blätter geben Getränken, Salaten und Soßen eine aromatische Note. Ihr medizinischer Nutzen gegen Viren und Bakterien machen Melisse zu einem beliebten Mittel gegen Erkältungskrankheiten und virale Hautprobleme

(Fieberblase, Herpes), wenn als Tee getrunken oder auf die Haut aufgetragen. Das Einatmen von Melissen-Dampf hilft, die Bronchien zu beruhigen.

Blütezeit: Juni bis August

Erntezeit: Viermal jährlich kurz vor der Blüte

Pfefferminze:

Die Pfefferminze (*Mentha piperita*) erhält ihren Namen von dem starken Mentholgeruch, der sowohl wärmend als auch kühlend wirken kann und würzig schmeckt.

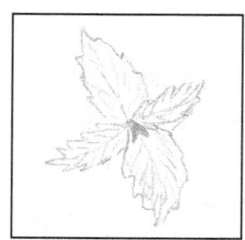

Der beliebte Pfefferminz Eistee erfrischt besonders an heißen Sommertagen.

Medizinisch zeichnet sich Pfefferminze durch ihre antiviralen und antimikrobiellen Eigenschaften aus. Sie unterstützt die Gallenfunktion und ihre krampflösende Wirkung wirkt beruhigend auf Magen und Darm. Das Pfefferminzöl steigert die Denkleistung und wird als Nerventonikum verwendet.

Blütezeit: Juni bis August

Erntezeit: Mehrmals im Jahr vor der Blüte

Majoran:

Majoran (*Origanum majorana*) ist ein Würzkraut, das den sonnigen Standort liebt. Mit seinem lieblichen Duft gilt er als „Symbol für Glückseligkeit." Der würzige Majoran darf in keinem Kartoffelgericht fehlen, ob Suppe oder Eintopf. Er verfeinert auch den Geschmack von Soßen und Fleischgerichten. Als medizinisches Kraut wird Majoran unter anderem bei Arthritis, Rheumatismus, Muskel-, Nerven- und Kopfschmerzen eingesetzt.

Blütezeit: Juni bis September

Erntezeit: Vor der Blüte

Thymian:

Thymian (*Thymus vulgaris*) liebt die heiße Sommersonne und ist ebenfalls ein wichtiges Küchenkraut, das für Suppen, Eintöpfe, Fisch- und Fleischgerichte verwendet wird und besonders in italienischen Rezepten nicht fehlen darf.

Das ätherische Öl der Thymian Heilpflanze beruhigt die Atemwege und wirkt Schleim lindernd. Schon unsere Vorfahren halfen sich mit einem Tässchen Thymiantee. Thymian regt die Produktion der weißen Blutkörperchen an und fördert die Blutzirkulation. Als Verdauungshilfe unterstützt er Magen und Darm und lindert Blähungen und andere Verdauungsstörungen.

Blütezeit: Mai bis Oktober

Erntezeit: Mehrmals im Jahr vor der Blüte

Oregano:

Oregano (*Origanum vulgare*) liebt ebenfalls Sonne und trockenen Boden. Als Küchenkraut ist er besonders in der italienischen Küche seit Jahrhunderten in Pasta, Pizza, Tomatengerichten, zum Lammbraten und in Soßen unentbehrlich.

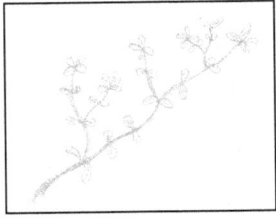

Seine verdauungsfördernde Wirkung ist schon lange bekannt. Als Heilpflanze enthält Oregano ein kraftvolles antimikrobielles ätherisches Öl, das das Immunsystem gegen Infektionen unterstützt und bei Arthritis und Rheumatismus Linderung verschaffen kann.

Blütezeit: Juli bis September

Erntezeit: Juni bis August

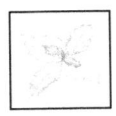

Lavendel:

Der echte Lavendel (*Lavandula angustifolia*) macht sich nicht nur als Zierpflanze im Biogarten prächtig, er ist auch eine wunderbare Heilpflanze. Man kann Blüten oder weiche (junge) Triebe in So-ßen und Süßspeisen verarbeiten, um sie mit einem besonders erfrischenden Duft zu würzen.

Als Heilpflanze ist Lavendel seit jeher für seine beruhigenden, entspannenden und entkrampfenden Eigenschaften bekannt. Er hilft bei nervösen Spannungen, ist hautre-generierend und schützt den Körper vor Mikroben und Pilzen.

Blütezeit: Juni bis August

Erntezeit: Kurz vor der Vollblüte

Petersilie:

Wer kennt sie nicht? Heutzutage ist sie eines der beliebtesten Küchenkräuter und wird auch gern in Smoothies gegeben. Petersilie verfügt über einen hohen Vitamin C Gehalt, Provitamin A, Kalium und natürlich ätherische Öle.

In der Antike wurde Petersilie eher als Arzneipflanze genutzt. Damals wurde sie erfolgreich bei Harnsteinen und Wassersucht verwendet, weil sie eines der harntreibendsten Kräuter ist. Außerdem wurde Petersilie bei Nieren-und Blasenschmerzen, sowie bei Schmerzen durch Blähungen angewandt, weil sie sich gut auf die Verdauung auswirkt und bei Magen-Darm-Beschwerden sehr unterstützend wirkt. Auch sagt man, dass Petersilie bei Frauen menstruationsför-dernd wirkt, deshalb sollte sie während einer Schwanger-schaft nicht übermäßig verzehrt werden. Petersilie soll auch (wie Fenchel) den Milchfluss steigern. Bei Männern wurden die Samen der Pflanze als Potenzmittel eingesetzt.

Später wurde Petersilie auch zur Unterstützung und Entgiftung der Leber genutzt sowie bei Hautproblemen. So bereitete man etwa aus frisch geschnittenen und zerquetschten Petersielenblättern einen Brei zu, den man dann auf Geschwüre oder auf Hautstellen mit Insektenstichen und -bissen legte.

Von der Petersilie kann man die Blätter und auch die Wurzeln verwenden. Siehe auch die Entwässerungskur im Rezeptteil.

Aussaat: Erfolgt ab Ende April direkt aufs Beet, die Keimung dauert mehrere Wochen.

Erntezeit: Die frischen Blättchen können jederzeit von den Stielen geerntet werden. Wenn die Pflanze im Winter abgedeckt wird (etwa mit Vlies), kann auch da weiter geerntet werden.

Der Platz für Petersilie sollte jährlich oder alle zwei Jahre wechseln und ab und zu mit Humus versorgt werden, da sie ansonsten nicht so gut nachwächst.

Dill:

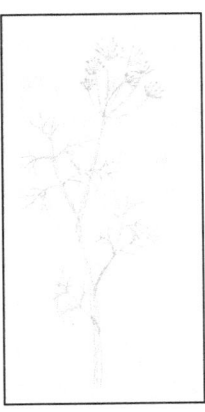

Dill (*Anethum graveolens*) ist auch ein sehr aromatisches Gewürz, welches vor allem für Salatsoßen, über Kartoffel gestreut oder zum Einlegen von Gemüsen verwendet wird, aber auch für Eierspeisen und zu Fischgerichten schmeckt. Dill verfügt über Vitamin C, A, Kalzium, Eisen, Magnesium, Natrium, Eiweiß und ätherische Öle.

Aber Dill kommt nicht nur in der Genussküche zum Einsatz sondern auch in der Naturheilkunde. Im alten Ägypten wurde die Pflanze gegen Kopf-und Bauchschmerzen, sowie bei Übelkeit eingesetzt. Aber auch zur Steigerung der Nierentätigkeit, bei Verdauungsbeschwerden, aber auch zur Behandlung von Wunden, Geschwüren und Hämorrhoiden.

In Osteuropa wird Tee aus Dillkraut zur Steigerung der Muttermilch getrunken. Ebenfalls wird er bei Schlaflosigkeit, hohem Blutdruck und zur Beruhigung eines nervösen Magens eingesetzt.

Aussaat: Ab April direkt aufs Beet oder auch in den Balkonkasten oder Topf. Er ist ein guter Nachfolger für Starkverzehrer, also Pflanzen, die dem Boden viele Nährstoffe entziehen. Dill ist ein guter Nachbar für Bohnen, Gurken, Kohl, Kopfsalate und Erbsen.

Erntezeit: Blätter bzw. das ganze Kraut, aber auch schon halbreife Blütendolden sowie reife Samenkörner.

Für ein Teerezept gegen Magen-Darm-Beschwerden siehe den Rezeptteil.

Rosmarin:

Der Rosmarin (*Rosmarinus officinalis*) gehört zu unseren Lieblingskräutern, weil er vielseitig zu verwenden ist. In der Küche natürlich als Gewürz, aber auch als Badezusatz oder im Shampoo. Und er wurde auch schon lange in der Klosterheilkunde genutzt.

Rosmarin enthält viele wirksame chemische Bestandteile im ätherischen Öl sowie Gerb- und Bitterstoffe und Flavonoide. Das machte ihn allgemein bekannt als Körperstärkungsmittel, weil er die Durchblutung unterstützt, was wiederum bedeutet: Wenn das Blut frei und kräftig fließen kann, können die Zellen gut mit Nährstoffen versorgt und unbrauchbare Stoffe abtransportiert werden.

Deshalb wird ihm eine große Wirkung bei Magen-Darm-Beschwerden, Blähungen, Appetitlosigkeit, Frauenkrankheiten, Muskelverspannungen und Muskelschmerzen, Nervenleiden, aber auch bei Rheuma und Asthma zugeschrieben.

Gerne wurden und werden Räucherungen zur Reinigung von Gerüchen und schlechten Energien in Ritualen verschiedenster Kulturen durchgeführt. In Zeiten der Pest wurde Rosmarin auch zur Luftreinigung und Abtötung der Erreger eingesetzt, weil er antivirale und antibakterielle Wirkungen hat.

Anbau: Rosmarin vermehrt man am besten aus Stecklingen, die schnell in lockerem, eventuell mit Sand vermischtem Boden verwurzeln. In eher milden Gegenden ist er frosthart, ansonsten kann man ihn in einem Topf in einem kühlen Raum überwintern.

Erntezeit: es werden die Blätter, Blüten und Triebspitzen verwendet.

Ein Rosmarin-Rezept gegen Erschöpfung findest Du im Rezeptteil.

Liebstöckel:

Als Kinder haben wir es immer wegen des Geruchs liebevoll "Maggi-Kraut" genannt. Es ist ein gutes Gewürz für Dips, Salate, Fisch, Geflügel, Käse oder für die Suppe. Von dieser Pflanze kann man das Kraut als Gewürz und die Wurzeln in der Naturheilkunde verwenden.

Das ätherische Öl, der wichtigste Inhaltsstoff der Pflanze, hat eine harntreibende, entwässernde Wirkung. Weiterhin wirkt sich Liebstöckel gut auf die Verdauung und den gesamten Stoffwechsel aus.

Achtung: In der Schwangerschaft sowie bei Nierenproblemen sollte es nicht verwendet werden.

Aussaat: Direkt ab März ins Beet

Erntezeit: Die frischen Blätter können jederzeit geerntet werden.

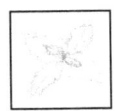

Gemüsezwiebel:
Zwiebeln sind wohl in jeder Küche zu
finden, weil sie in fast jedem Hauptge-
richt verwendet werden, aber auch in
Soßen und Salaten.

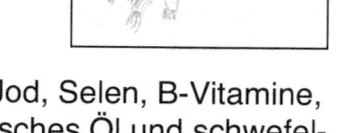

Die Zwiebel hat viele gesundheitsför-
dernde Inhaltsstoffe wie Kalium, Kal-
zium, Magnesium, Phosphor, Eisen, Jod, Selen, B-Vitamine,
Vitamin C, viele Antioxidantien, ätherisches Öl und schwefel-
haltige Verbindungen.

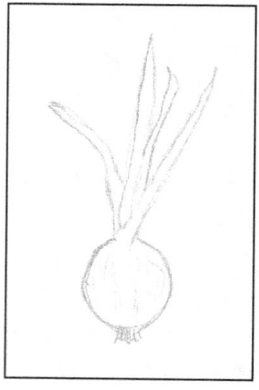

Die Zwiebel hat antibakterielle Eigenschaften, eine blutdrucksenkende, gefäß-
stärkende, appetitanregende Wirkung
und stärkt das Immunsystem.

Anbau: Sollte ab Ende März als junge
Steckzwiebel direkt ins Beet eingebracht
werden. Der Boden sollte locker sein und
nicht zu feucht - also werden sie nur bei
Trockenheit gegossen, da sie sehr
schnell zu faulen beginnen.

Sorten zum Überwintern können ab Mitte August gesät
werden und sind dann zirka im April des Folgejahres
erntereif.

Erntezeit ist meist schon ab Juli - junge Blätter sind auch
essbar. Zum Einlagern erst ernten, wenn die Blätter welk
sind. Die Zwiebeln gut trocknen lassen.

Im Rezeptteil ist ein Zwiebel-Rezept für einen Hustensirup.

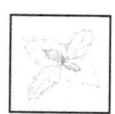

Knoblauch:

Knoblauch ist in der Küche sehr beliebt. Er gibt vielen Speisen erst den richtigen Pfiff. Die Knollen enthalten zahlreiche Vitamine und Mineralstoffe, wie Vitamin A, verschiedene B-Vitamine, Vitamin C, Kalium, Selen und Sulfide.

Knoblauch ist gesundheitlich sehr wertvoll, weil er positive Wirkungen auf Blut und Gefäße hat, keimtötende Eigenschaften besitzt und die Zellen schützt. Verzehrt man Knoblauch regelmäßig, kann er vor Erkrankungen schützen, die durch Bakterien, Viren oder Pilze verursacht werden. Er unterstützt den Darm und die natürliche Darmflora, senkt Blutfettwerte und beugt Gefäßverengung vor, regt eine bessere Durchblutung an und unterstützt die Herz-Kreislauf Funktion. Knoblauch kann auch äußerlich bei Warzen und auch bei Herpes helfen.

Anbau: Ab März können die Zehen der Frühjahrssorten in zirka 4-5 cm Tiefe in den Boden gesteckt werden (die Wintersorten werden im Oktober gepflanzt).

Erntezeit: Wenn das untere Drittel der Pflanze zu trocknen beginnt.

Es gäbe noch unzählige Heil- und Gewürzpflanzen, die wir hier aufführen könnten. Diese exemplarische Aufzählung soll Dir jedoch nur einen raschen Überblick über die Vielfältigkeit der Anwendungsgebiete und Wirkweisen Deiner selbst gezogenen Pflanzen geben, um Dich dazu zu motivieren, Dein eignes „Bio-Kisterl" zu ziehen.

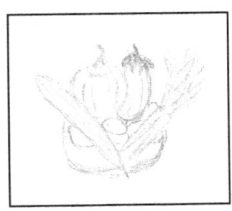

Kräuter-Tipps

Werden die Kräuter vormittags gegen 10:00 Uhr oder am späteren Nachmittag geerntet, dann ist der Gehalt der ätherischen Öle der meisten Pflanzen am höchsten und somit auch der Geschmack und die Heilkraft.

Sehr **wasserhaltige Kräuter** sollten zur Haltbarmachung klein gehackt und eingefroren werden. Andere Kräuter kann man bündeln und zum Trocknen aufhängen oder auslegen und dann gut verschlossen in einem Glas oder einer Dose aufbewahren.

Getrocknete Kräuter verlieren mit der Zeit das Aroma, deswegen kann man einen Teil davon auch gleich verarbeiten und daraus z.B. Kräuter in der Küche in Essig, Öl, Salz geben, aber auch für die Herstellung von Kosmetikprodukten wie Badeöle, Badesalz, Seifen genutzt werden (siehe Rezept-Teil).

TIPP: Kräuter wie Lavendel, Rosmarin und Thymian lassen sich auch ganz leicht vermehren. Dazu schneidet man einfach einen langen Trieb ab, entfernt am unteren Drittel alle Blätter und steckt das gesamte, nun blattlose Ende in den Boden, drückt es fest an und dann wird angegossen. Ab jetzt muss man immer für genügend Feuchtigkeit sorgen, damit sich schnell Wurzeln bilden können.

Solltest Du jedoch keine Zeit für ein Hügelbeet, keinen Platz für Kräutertöpfe auf Deinem Balkon, oder keine Lust dazu haben, eine Kräuter-Fensterbank zu betreuen, dann suche Dir einen Bio Bauern in Deiner Nähe und lass Dich regelmäßig beliefern. Oder kaufe auf dem Bio-Wochenmarkt die regionalen Bio-Produkte ein.

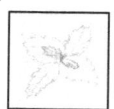

Kapitel 7

Was Gemüse in unserem Körper bewirkt

Natürlich macht es Freude, die Früchte seiner Arbeit, die man wachsen gesehen hat, mit besonderer Liebe zu essen – die warmen Tomaten vom sonnigen Tomatenstrauch, die frische Petersilie für die Petersilienkartoffel. Aber weißt Du auch welch unvergleichlichen Nutzen Du Deinem Körper mit Deinem Biogarten schenkst? Hier sind nur ein paar der häufig im Hobbygarten geernteten Gemüsesorten und wie sie uns gesund erhalten.

Wenn Du Früchte aus Deinem Biogarten auf den Tisch bringst, bedenke den ungeheuren Nährwert von Bio Obst und Gemüse. Wir laden Dich ein, gleich mit der guten Tradition zu beginnen, Deine gesunde Nahrung, auf die all Deine Zellen angewiesen sind, oder zumindest einen Teil davon, aus Deinem eigenen Bio Anbau zu ernten. Wie du auf den vorangegangenen Seiten lesen konntest, ist der Anbau solcher Leckereien sogar auf dem Fensterbrett möglich.

Blumenkohl (Karfiol)

Blumenkohl gehört mit zu den gesündesten Gemüsearten, die wir essen können. Er hat einen niedrigen Brennwert (nur 25 kcal), einen hohen Wasseranteil und ist reich an Biostoffen, zum Beispiel Folsäure, die zusammen mit Vitamin B12 für Zellwachstum und Blutbildung unerlässlich ist.

Blumenkohl wirkt entwässernd, blutdrucksenkend, unterstützt Nieren- und Blasentätigkeit, das Immunsystem und eine gesunde Darmwand.

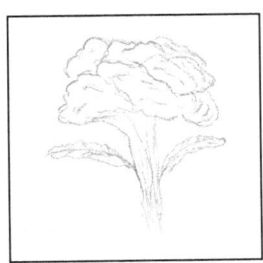

Bohnen

Bohnen sind ein reichhaltiger Eiweißlieferant für den Zell-stoffwechsel, die Zellregeneration und Zellverjüngung. Sie enthalten in reichem Maße Spurenelemente wie Mangan (für Haarwachstum) und Molybdän (für den Stoffwechsel), sind reich an Kalzium, Magnesium, Kalium und Eisen und versorgen uns mit den Vitaminen B2, B6, C, E, Beta-Karotin und Folsäure.

Bohnen unterstützen Leber, Nieren und die Blase, wirken entwässernd, kurbeln die Herz-Kreislauf Tätigkeit an und haben einen revitalisierenden Effekt.

Achtung: Roh gegessen sind Bohnen giftig!

Ein Bohnengericht, das mit den ätherischen Ölen Anis, Fenchel, Koriander und Kümmel gewürzt ist, erleichtert die Verdauung und reduziert Blähungen.

Brokkoli

Mit Brokkoli führen wir uns reichlich Magnesium zu, der für Muskel-, Herz- und Nervenfunktionen sowie für die Hormonproduktion essentiell, das heißt, lebensnotwendig ist.

Seine hohe Ballaststoffdichte unterstützt die Darmtätigkeit nachhaltig und kräftigt die Darmschleimhaut, um ernsten Darmerkrankungen vorzubeugen. Er unterstützt das Immunsystem und schützt vor Infektionen.

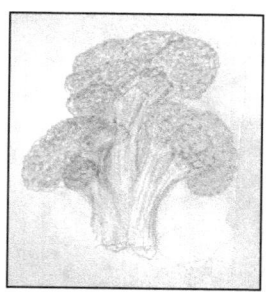

Endiviensalat

Der gekrauste grüne Endiviensalat ist sehr reich an Mineralien und Vitaminen und regt mit seinem Bitterstoff den Appetit an, indem er den Speichelfluss und die Magensäuretätig-
keit aktiviert. Er ist galle- und harnreibend, unterstützt Magen
und Darm sowie das Immunsystem.

Der Endiviensalat hat einen hohen Wasseranteil. Er wirkt
entwässernd und unterstützt den normalen Blutdruck.

Fenchel

Das ätherische Fenchelöl in diesem Heilgemüse unterstützt
die Verdauung und beugt Verdauungsstörungen vor. Reich
an Faserstoffen, bindet Fenchel Giftstoffe im Darm, um sie
rasch auszuleiten.

Fenchel ist reich an Kalium, der für die Zellfunktion wichtig
ist, Vitamin C zur Unterstützung des Immunsystems und die
wichtigsten Spurenelemente sowie 14 Aminosäuren.

Gurken

Die Gurke besteht zu 95% aus Wasser und ist mit seinen 14
Kilokalorien pro 100 Gramm schnell verdaulich. Sie unterstützt die Darmschleimhäute und liefert das Enzym Erepsin,
das Eiweiß spaltet und den Darm von Bakterien und Würmern reinigt.

Reich an Vitaminen und Mineralstoffen stärkt die Gurke das
Bindegewebe, regeneriert Haut und Haar, unterstützt das
Abnehmen sowie das Immunsystem.

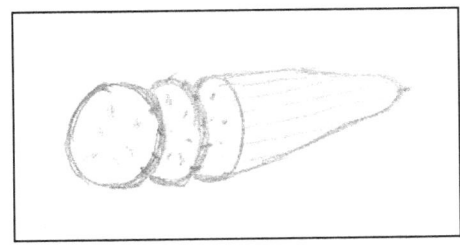

Karotten

Karotten liefern den Pflanzenfarbstoff Beta-Karotin, die Vorstufe für das lebenswichtige Vitamin A und kommt in der Karotte unter allen Gemüsearten am reichhaltigsten vor. Auch besonders reich an Selen, unterstützt dieses wichtige Spurenelement das Immunsystem und schützt den Körper vor freien Radikalen. Die Wirkstoffe in der Karotte regenerieren Haut und Haare und unterstützen das Sehvermögen.

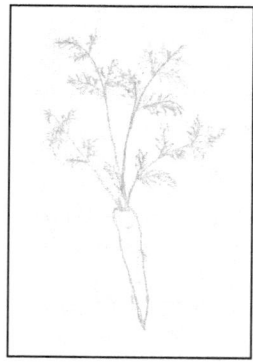

Die Karotte liefert dem Körper Eisen, Magnesium, Phosphor, Kalium und Zink.

Kartoffeln

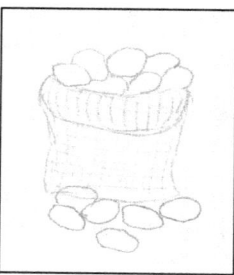

Als Kolumbus die braunen „Erdäpfel" von seinen Entdeckungsreisen nah Hause brachte, wusste er nicht, dass er dadurch Europa vor dem Hungerstod rettete. Die Kartoffel enthält alle wichtigen Mineralien und Spurenelemente außer Selen sowie einen hohen Vitamin C Gehalt.

Kohl

Der Grünkohl ist ein beliebtes Wintergemüse, der von allen Lebensmitteln den höchsten Gehalt an Betakarotin aufweist. Er ist reich an allen wichtigen Vitaminen und Mineralien.

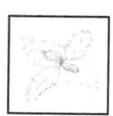

Kohlrabi

Kohlrabi ist reich an B-Vitaminen und hat einen sehr hohen Vitamin C Gehalt. Die Kohlrabiblätter enthalten sogar doppelt soviel Vitamin C, hundert Mal soviel Carotin und zehnmal soviel Kalzium und Eisen! Kohlrabi unterstützt das Immunsystem, die Blutbildung und Herztätigkeit. Er schenkt Energie und Lebensfreude, gesteigerte Konzentration. Zudem entwässert Kohlrabi und unterstützt das Abnehmen.

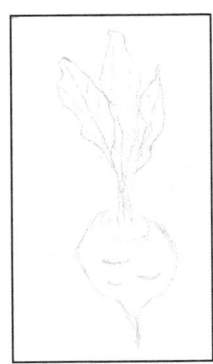

Kürbis

Kürbisse sind reich an Beta-Carotin als Vorstufe von Vitamin A und verfügen über viele Mineralstoffe wie Kalium, Magnesium, Kalzium und Eisen, die für unseren Mineralstoffhaushalt und die Muskeln und Bänder gebraucht werden. Aber sie enthalten auch sättigende Ballaststoffe, die unsere Verdauung unterstützen sowie den Darm reinigen. Die Kürbiskerne sind reich an Vitamin E, Beta-Carotin, das sehr gut für unseren Stoffwechsel, die Haut und auch die Augen sind. Sie haben ebenso eine antioxidative Wirkung. Kürbiskernöl ist reich an ungesättigten Fettsäuren, die unser Körper selbst nicht herstellen kann, aber wichtig für die Bildung von Enzymen und Hormonen sind.

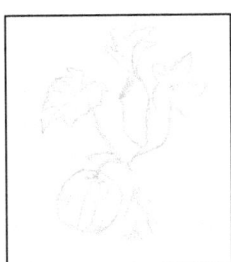

Weißkohl

Der Weißkohl oder Weißkraut genannt, ist eine ballaststoffreiche Nahrung, die satt macht. Und auf 100 Gram hat er nur 22 Kilokalorien und ist daher die ideale Speise zum Abnehmen. Er enthält alle B Vitamine und stärkt Gehirn- und Nervenzellen.

Das bioaktive Zink im Kohlgemüse macht fit, die Folsäure und der hohe Vitamin C Gehalt unterstützen die Hormondrüsen und schützen vor Stress.

Zucchini

Die Zucchini ist reich an Natrium, Kalium, Magnesium für unseren Säure-Basen-Haushalt sowie für unsere Knochen, Ge-

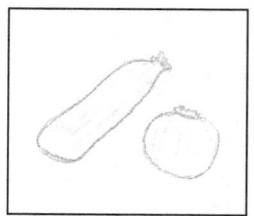

lenke und Knorpel. Außerdem ist sie sehr kalorienarm und wird gern während einer Diät zur Gewichtsreduktion verwendet. Zucchini kann man vielseitig zubereiten und ist deshalb sehr beliebt. Da sie keinen starken Eigengeschmack hat, wird sie auch gern von Kindern gegessen.

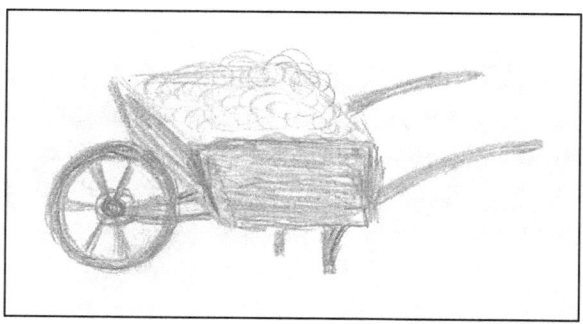

Kapitel 8

Rezepte mit Kostbarkeiten aus dem eigenen Garten

Kräutersalz

So einfach stellt man ein Kräutersalz her: Man nimmt ein un-raffiniertes Salz nach Wahl und gibt getrocknete, fein zerklei-nerte oder gemörserte Lieblingskräuter dazu, vermischt alles und gibt es in ein Glas oder einen Salzstreuer. Die Kräuter sollten je nach Geschmacksintensität in der Menge variieren. Für 100 g Salz nehme ich eine 10 g Kräutermischung (z.B. Knoblauch, Petersilie, Schnittlauch, Bohnenkraut und etwas Pfeffer).

Rosmarinöl

Rosmarinöl wird gern in der Küche zur Verfeinerung von Fleisch und Salaten verwendet. Um es selbst herzustellen, gibt man je nach Flaschengröße 1-2 frische Rosmarinzweige in eine saubere, trockene und dunkle Glasflasche und füllt diese dann mit einem hochwertigen, milden Bio-Olivenöl auf, sodass der Rosmarin vollständig bedeckt ist.

Für eine gute Haltbarkeit verwendet man eine saubere, tro-ckene und dunkle Glasflasche. Ist die Flasche nicht trocken und sauber, wird das Öl schnell trüb und verdirbt. Ebenfalls sollte die Flasche über einen luftdichten Verschluss verfü-gen. Man lagert sie an einem kühlen, dunklen Ort für zirka 4-5 Wochen. In dieser Zeit überträgt sich das Aroma des Ros-marins auf das Öl und die Zweige behalten ihre Farbe. Na-türlich hilft auch ein Tropfen ätherisches Rosmarinöl.

Kräuter- oder Blütenseife

Für eine basische Kräuter- oder Blütenseife benötigt man einen Topf, ein Marmeladenglas, eine Reibe oder ein Messer, Silikonförmchen, eine Kernseife, eventuell 1 Esslöffel Kakaobutter oder einen Esslöffel Kokosöl und ein paar Blüten oder Kräuter. Und natürlich verfeinern ein paar Tropfen des passenden ätherischen Öls das Rezept maßgeblich.

- Zuerst zerkleinert man die Kernseife entweder mit einer Küchenreibe oder man schneidet mit einem Messer kleine Stückchen ab.

- Diese gibt man dann in das Marmeladenglas plus etwas Wasser. Das Glas stellt man dann in einen Topf mit Wasser, erwärmt es bis die Seife vollständig geschmolzen ist. Während des Schmelzvorgangs immer wieder umrühren, aber das Wasser nur leicht köcheln lassen. Bei Kernseife braucht man etwas Geduld.

- In der Zwischenzeit kann man Blüten oder Kräuter in kleine Silikonförmchen legen oder später auch in die flüssige Seife unterrühren.

- Ist die Seife geschmolzen, kommen das Kokosöl oder die Kakaobutter sowie das ätherische Öl dazu, und alles wird schön vermischt. Wer es farbig mag, kann auch noch etwas Lebensmittelfarbe dazugeben.

- Ist alles gut verrührt, wird die flüssige Seifenmasse in die vorbereiteten Silikonförmchen gegossen. Wenn die Seife ausgehärtet ist, kann sie aus den Formen herausgenommen werden.

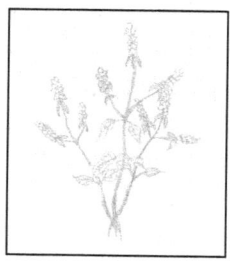

Lavendel Blütenwasser

Lavendelblütenwasser, entweder als Hydrosol von der Destillation oder aus einer Mischung aus Wasser und 1 Tropfen Lavendelöl gut vermischt, werden gerne zum Kochen verwendet:

- Im kühlen Pfefferminztee

- Bei der Herstellung von Marshmallows

- In Rezepten, die Wasser mit einem leichten Lavendelduft wünschen

Das Lavendel Schlafmittel

Setzt Du auf natürliche Alternativen zu nervenbetäubenden Schlafmitteln? Hier ist Lavendel für Dich!

- Steck Dir eine Lavendelblüte unter die Zunge. Die beruhigende Wirkung dieser Pflanze fördert guten Schlaf.

- Oder nimm stattdessen 1 Tropfen Lavendelöl. Du kannst Lavendelöl auf Stirn und Nacken reiben.

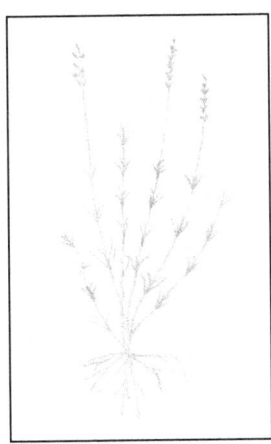

- Versprühe Lavendelwasser im Schlafzimmer oder verwende einen Aroma-Vernebler mit Lavendelöl.

- Gib 1 Tropfen Lavendelöl auf dein Schlafkissen oder auf ein Taschentuch, das Du auf Dein Kissen legst.

- Reibe Deine Fußsohlen mit 1 Tropfen Lavendelöl ein. Es beschert Dir einen guten Schlaf.

Petersilie: Eine Entwässerungskur

Für eine Entwässerungskur nach Hildegard von Bingen wurde folgendes Rezept verwendet:

Teezubereitung: 1 Esslöffel des Krautes und der Wurzel der Petersilie mit einer Tasse kochendem Wasser übergießen und zugedeckt 10-15 Minuten ziehen lassen, danach durch ein Sieb abseihen. Davon trinkt man dreimal täglich eine Tasse und trinkt jeweils 2 Gläser Wasser nach. Die Tagesdosis von 6 g trockenem Teekraut sollte nicht überschritten werden.

Teerezept bei Magen-Darm-Beschwerden und Schlafstörungen

Teezubereitung: Man nimmt 1-2 Esslöffel getrockneten Dillsamen, der in einem Mörser zerkleinern wird. Danach gießt man kochendes Wasser darüber und lässt den Tee mindestens 5 Minuten ziehen bevor er abgeseiht und lauwarm schluckweise getrunken wird. Dies kann Magen-Darm-Beschwerden, Schlaflosigkeit und Nervosität lindern.

Dill-Wein für die äußerliche Anwendung

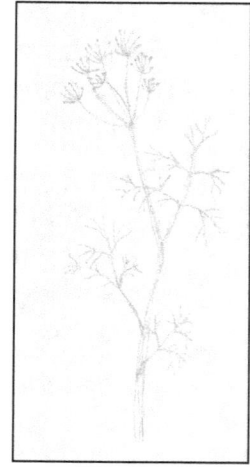

Man nimmt wie im obigen Rezept statt Wasser Weißwein. Diesen abgeseihten Wein kann man äußerlich auf die Haut bei Menstruationsbeschwerden sowie Unterleibsbeschwerden oder bei Hämatomen und Prellungen auftragen.

Rosmarintee bei Erschöpfung

Rosmarin kann man als Teezubereitung oder als ätherisches Öl verwenden. Für die Verwendung von Blättern wird in der Klosterheilkunde eine Tagesdosis von 4-6 g empfohlen. Diese Teezubereitung kann man bei Erschöpfung nach einem grippalen Infekt 3-4 mal täglich trinken.

- Man nimmt 1 Teelöffel Rosmarinblätter und übergießt sie mit einer Tasse kochendem Wasser.
- Der Tee sollte zugedeckt 10 Minuten ziehen, danach abgeseiht und in kleinen Schlucken getrunken werden.

Zwiebel-Rezept für einen Hustensirup

- 1/8 Liter Wasser und 3 Esslöffel Honig/Zucker verrühren und kurz aufkochen lassen.
- Danach abkühlen lassen und eine zerkleinerte Zwiebel dazugeben. Diesen Saft ein paar Stunden ziehen lassen (auf dem Herd? Temperatur?).
- Bei Erkältung kann man davon 3-5 Mal täglich 1-2 Teelöffel einnehmen.

Köstliches „Zuckerl" aus Kräutern und Ölen

Oft schmeckt Kräutermedizin unseren Kindern nicht. Sie sind zu bitter, zu sauer oder haben einen ungewohnten Geschmack und werden daher nicht angenommen. Dann greifen geprüfte Mütter zu diesem einfachen und köstlichen Rezept:

- 4 Esslöffel fein gemahlenes Kraut oder
- 1 Tropfen ätherisches Öl (Lavendel, Zitrone, Nelke, Zimt, Ingwer, etc.)

- Erdnussbutter (cremiger Honig, Sirup, Schokocreme oder jede Art von klebriger Substanz) nach Geschmack

Vermische die Zutaten gründlich. Falls die Kräuter oder das Öl zu stark hervorschmecken, mischt man noch mehr der bevorzugten Bindemasse hinzu. Dann befeuchtet man die Hände, formt Kugeln und legt sie auf ein Backpapier zum Trocknen. man kann auch kleine Formen damit füllen. Diese köstliche „Kräutermedizin" kann im Kühlschrank oder in der Tiefkühltruhe gelagert werden.

Um es unseren Kleinen noch schmackhafter zu machen, empfiehlt Kräuterexperte Scott Sexton auf der Plattform *GrowNetwork* für seine „Kräutermedizin" folgende Extras:

- Wälze die Kugeln in Puderzucker (falls die Kräuter zu bitter sind).

- Tauche die Kugeln in zerlassene Schokolade.

- Mache eine Überraschungskugel! Verstecke Schokoladeraspeln, eine Nuss oder eine Rosine oder Goji Beere darin.

All dieser extra Zucker ist zwar nicht gesund, aber manchmal bedarf es eines Kunstgriffes, um die bittere Medizin doch noch in unser Kind zu bekommen.

Fenchelhonig

Ein traditionelles Hausmittel bei Erkältungen und Magen-Darm-Beschwerden

In 3 Esslöffel Honig rührt man 1 Tropfen ätherisches Fenchelöl, mehr oder weniger, ganz wie es schmeckt. Man kann den Honig, falls er zu fest ist, im Wasserbad verflüssigen, um das ätherische Öle leichter einzurühren.

Essbare Blüten, nicht nur Dekoration

Wenn im Frühling die ersten Blumen auf der Wiese erwachen, dann ist das die beste Zeit, die frischen Blüten zu sammeln und in die Küche zu holen.

Man kann sie als kandierte Blüten auf einer Torte dekorieren. In grünen Salaten sehen die bunten Blüten von Veilchen, Gänseblümchen oder rotem Klee lieblich aus. Die kräftig orange Kapuzinerkresse verziert den Gemüseteller und so manches Fleisch- und Fischgericht profitiert von dem Aroma essbarer Blüten.

Aber auch Getränke mit bunten Blüten im Sommer, Eiswürfel mit Lavendelblüten, oder Blütengelee als Dessert lassen das Herz höher schlagen.

Hier ist eine Liste von essbaren Blüten:

• Gänseblümchen	• Hibiskus
• Schlüsselblume	• Kapuzinerkresse
• Veilchen	• Duftgeranie
• Löwenzahn	• Rose
• Vergissmeinnicht	• Lavendel
• Flieder	• Phlox
• Stiefmütterchen	• Ringelblume u.a.

Entferne Stiele, Staubgefäße und Blütenansätze von den gewaschenen Blüten oder verwende die Blütenblätter. Diese essbaren Gourmet Extras begeistern die ganze Familie und Freunde. Die Dekoration bringt nicht nur bunte Farben auf den Teller, sondern essbare Blüten verwöhnen mit ihren heilsamen Kräften den Gaumen sowie den ganzen Menschen.

10 Vorteile von Lavendel im Bio-Garten

1. Lavendel blüht von Ende Mai bis Anfang September und hüllt Deinen Bio Garten in eine Farbenpracht.

2. Der betörende Lavendelduft zieht Bienen an.

3. Gleichzeitig vertreibt er Stechmücken und andere lästige Insekten.

4. Verfeinere Deine Salate und andere Speisen den ganzen Sommer lang mit frischen Lavendelblüten.

5. Ein wohltuender Lavendeltee unterstützt Deine Verdauung.

6. Spüle Deine Haare mit einem Lavendelauszug und genieße den Duft.

7. Nach einem stressvollen Arbeitstag, gönne Dir einen Lavendel-Sauna-Aufguss. (1 Tropfen Lavendelöl in 1 Liter Wasser.)

8. Pflege Deine sonnengebräunte Haut mit einem kühlen Lavendelumschlag.

9. Hast Du einen juckenden Gelsen- oder Bienenstich? Ein Lavendel-Breiumschlag wirkt als Zugpflaster.

10. Erfreue Dich an einem duftenden, erfrischenden Lavendelfußbad.

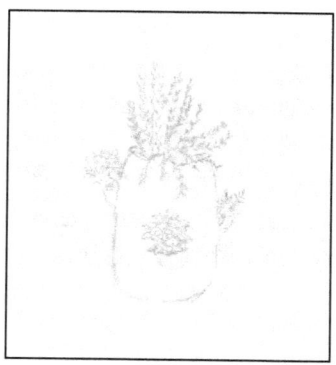

Die geballte Kraft des Pfefferminzöls

Wie man sieht wird Pfefferminzöl häufig zur Vertreibung von lästigen Insekten genannt. Das kommt daher, dass Pfefferminze ein ganz besonders starkes Menthol-Aroma aufweist. Es verschlägt den Insekten wohl beim bloßen In-die-Nähe-kommen schon den Atem.

Wenn man bedenkt, dass 1 einziger Tropfen Pfefferminzöl das Äquivalent zu 28 Säckchen Pfefferminztee ist, dann versteht man, warum Pfefferminzöl ein starkes Mittel ist.

TIPP: Pfefferminzöl riecht sehr stark nach Menthol. Daher ist mit diesem Öl auch Vorsicht bei kleinen Kindern im Brustbereich geboten. Die Fußsohlen eignen sich jedoch gut dafür.

Es gibt noch viele andere Vorteile Lavendel in Deinem eigenen Bio Garten oder auf dem Balkon zu ziehen, zum Beispiel: Lavendelsäckchen gegen die Motten; das duftende Potpourri, das im kalten Winter warme Sommergefühle in den Raum zaubert, oder eine Brise Lavendelduft direkt vom Strauch, um Dein Gemüt anzuheben; und vieles mehr. Der echte Lavendel ist winterhart und frostfest und wird mit der Zeit immer kräftiger.

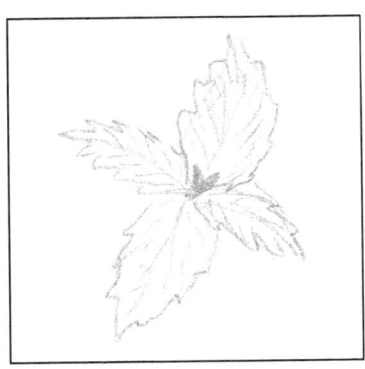

Kapitel 9

Wie Du Deinen eigenen Biodünger herstellst

Brennnesseln: In einem 20-Liter-Eimer gibt man Brennnesseln, die noch keine Samen angesetzt haben, und bedeckt sie mit Wasser. Man lässt den zugedeckten Eimer 3-4 Wochen in der Sonne „reifen" und hat damit eine wunderbare Pflanzennahrung für den Garten.

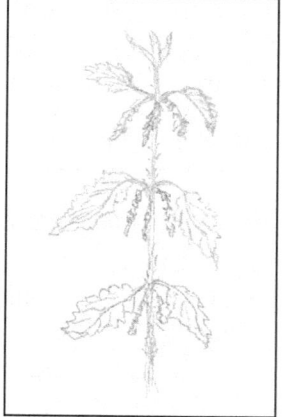

Kompost verbessert den Boden und versorgt ihn mit Nährstoffen und Mikroorganismen. Die Mikroorganismen bereiten den Kompost auf, damit die Pflanzen die Nährstoffe aufnehmen können.

Grasschnitt und **Unkraut** ist eine ausgezeichnete Stickstoff- und Kaliumquelle, die man wie folgt in einen flüssigen Dünger verwandelt. Man gibt alles in einen mit Wasser gefüllten 20-Liter-Eimer und lässt ihn zugedeckt 3-4 Wochen in der Sonne „reifen".

Nussschalen lockern den Boden auf und lassen Wasser zu den Pflanzenwurzeln gelangen. Mikroben lieben Nussschalen.

Backnatron: Um Tomaten zu süßen und Schädlinge abzuwehren, streut man Soda leicht auf die Erde.

Weißer Essig: Kübelpflanzen lieben eine Mischung aus 1 Esslöffel Essig und 1 Esslöffel Zucker in ¼ Liter Wasser. Man lässt die Mischung langsam aufkochen, bis der Zucker aufgelöst ist. Mit der abgekühlten Mischung gießt man die Pflanzen.

Zitrusschalen: Lege Zitrusschalen in den Boden, die beim Abbau Schwefel, Magnesium, Kalium, Kalzium und weitere Nährstoffe freisetzen. Du kannst die Schalen auch trocknen, zu feinem Pulver zermahlen und dem Boden zusetzen.

Tee: Teeblätter und Teebeutel, die kompostierbar sind (keine Plastikbeutel), versorgen den Boden mit Stickstoff. Tee ist auch bei säureliebenden Pflanzen wie Azaleen und Blaubeeren beliebt.

Flüssige Bio Spülmittel helfen dabei, Nährstoffe in den Boden zu bringen.

Würmer: Ausscheidungen von Würmern liefern Stickstoff, machen den Boden saugfähig und bringen eine große Anzahl nützlicher Mikroben und Bakterien in den Boden.

TIPP: Container Garten Super Dünger

Man brauch den Komposteimer und einen Mixer dazu. Die Küchenabfälle wie Eierschalen, Abfälle von Obst und Gemüse (nicht schimmelig), zerkleinerte Bananenschalen oder Kaffeesatz werden mit etwas Wasser im Mixer püriert. Diese Mischung kommt in einen großen Eimer und wird mit Wasser aufgefüllt. Mit der Flüssigkeit kann man seine Kübelpflanzen gießen.

Was tun, wenn Du Bioerde brauchst?

Gute Frage! Mach es einfach: Nimm einen Blumenkasten, fülle etwas Erde auf den Boden. Dann fülle es mit Deinen rohen, ungekochten Bio Küchenabfällen auf und streue ein wenig EM, das sind Effektive Mikroorganismen, die Dir beim Kompostieren helfen, darüber. (Siehe Bezugsquellen) Zuletzt kommt noch eine Schicht Erde darüber. Dann wickelt man den Blumenkasten luftdicht in dunkle Plastikfolie, zum Beispiel in einen schwarzen Abfalleimersack, und stellt das Ganze in die Sonne.

Warte eine Woche lang und sieh nach, wie weit sich Deine Bioabfälle in Erde verwandelt haben. Sollte die Erde noch nicht ganz fertig sein, lasse es noch ein paar Tage länger in der Sonne stehen. Du wirst erstaunt sein, wie schnell man einen schönen, schwarzen Humus erzeugen kann. Die Effektiven Mikroorganismen sind für die schnelle Kompostierung verantwortlich.

Wie Effektive Mikroorganismen (EM) Dir feine Komposterde herstellen!

EM steht für Effektive Mikroorganismen und ist eine flüssige Mischkultur aus wertvollen Mikroorganismen, die die Basis allen Lebens bildet. Denn 70% des Lebens auf der Erde besteht aus Mikroorganismen. Sie produzieren lebenswichtige Stoffe und können das mikrobielle Umfeld regenerieren und pathogene Keime verdrängen, indem sie den Fermentationsprozess anregen und Fäulnisprozesse verhindern. (Quelle: https://www.multikraft.com/de/)

- Zur Herstellung einer guten Komposterde verwendet man am besten kleingeschnittene oder gehäckselte Gartenabfälle, wie kleine Zweige, Äste, Laub, Rasenschnitt, Küchenabfälle und mehr. Je kleiner das Material ist, umso schneller geht die Kompostierung.

- Dazwischen mischt man ab und zu ein wenig Urgesteinsmehl, das ist gemahlenes Urgestein, das mit seinen wertvollen Mineralien die Bodenbeschaffenheit und Fruchtbarkeit nicht nur auf dem Feld, sondern auch in Bio Gärten verbessert.

- Wer möchte, kann auch noch Pflanzenkohle, die auch Biokohle genannt wird, einarbeiten. Sie wird aus pflanzlichen Ausgangsstoffen verkohlt und dient als ein optimaler Lebensraum für Regenwürmer. Diese sind ja ein wichtiger Lieferant von Dauerhumus, der mit seinen Nährstoffen ideal für den Bio Garten ist.

- Jetzt gießt man die mit Wasser ver-
  dünnten Effektiven Mikroorganismen (EM) mit der Gießkanne über
  das Beet. Dazu nimmt man zirka 1
  Liter EM für etwa 1 m³ Kompost.

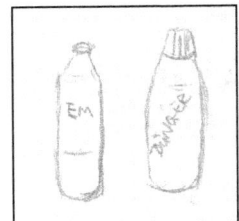

- Danach wird das Beet mit einer
  Plastikabdeckung luftdicht abgedeckt. Nach ungefähr
  8-10 Wochen kann man die gewonnene Komposterde
  als Dünger verwenden.

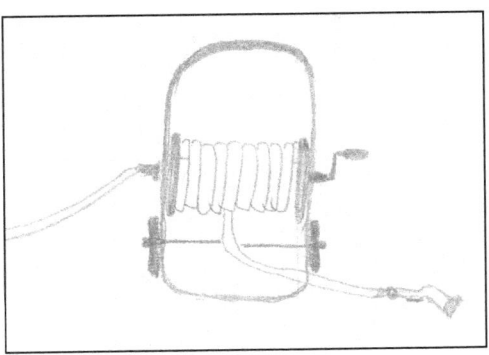

Kapitel 10

Ätherische Öle als Selbstschutz der Pflanzen

Ätherische Öle sind das „Blut der Pflanzen". Diese duftende Lebensessenz hat unter anderem die Eigenschaft, die Pflanze gegen Schädlinge zu schützen. Wird eine Pflanze von Ungeziefer angenagt, tritt eine stark riechende Flüssigkeit aus der Blattwunde mit dem Zweck, die Eindringlinge mit dem starken, oft ungeliebten Geruch zu vertreiben. Diese wirksame Essenz ist das ätherische Öl der Pflanze, das die Wunde der Pflanze vor Bakterien und Pilzbefall schützt, sie gleichzeitig reinigt und den Heilungsprozess einleitet.

Wir können diesen Lebenssaft der Pflanzen, das ätherische Öl, bereits zur Vorbeugung gegen Schädlinge einsetzen und somit die Pflanzen rechtzeitig vor Angriffen schützen. Sollte das Blattwerk bereits Schäden aufweisen, können wir mit einer „Blatt-Dusche" unterstützend eingreifen. Denn die Wissenschaft hat entdeckt, dass Viren, Bakterien und Pilze in der Gegenwart von ätherischen Ölen nicht überleben können. (Weber State University, USA)

Und so wird's gemacht:

- Nimm eine Sprühflasche, vorzugsweise aus Glas (denn Plastik und ätherische Öle vertragen sich nicht).

- Fülle die Sprühflasche mit ½ l Wasser an und füge 3-4 Tropfen eines der nachfolgenden ätherischen Öle hinzu.

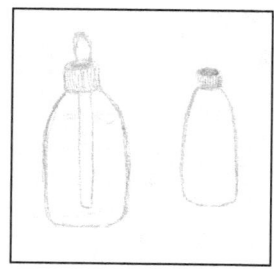

Natürliche Insektenschutzmittel gegen Pflanzenschädlinge

Zur Insektenabwehr:

- Ätherische Öle von Lavendel, Zitrone, Pfefferminze, Zitronengras, Zypresse, Eukalyptus, Zimt, Thymian, Basilikum, Rosmarin, Zitronella, u.a.
- Helfen gegen viele Arten von Insekten, einschließlich Fliegen, Zecken, Ameisen, Spinnen, Hausstaubmilben, usw.

Blattläuse: Pfefferminze, Krauseminze

Pilze: Teebaum, Zimt, Nelke, Zitrone, Oregano

Schnecken: Zedernholz, Kiefer, Patschuli

Spinnen: Pfefferminze, Krauseminze

Ameisen: Pfefferminze, Krauseminze

Flöhe: Pfefferminze, Zitronengras, Lavendel

Fliegen: Lavendel, Pfefferminze, Rosmarin, Salbei

Läuse: Zedernholz, Pfefferminze, Krauseminze

Gelsen: Lavendel, Zitronengras

Motten: Zedernholz, Ysop, Lavendel, Pfefferminze, Krauseminze

Zecken: Lavendel, Zitronengras, Salbei, Thymian

Nichts ist enttäuschender als wenn Du erwartungsvoll den zarten Salat oder andere saftige Kräuter für den Mittagstisch ernten willst und feststellen musst, dass die Blätter und Früchte von Schädlingen über Nacht angefressen wurden. Zum Glück gibt es dafür ganz natürliche Mittel wie stinkender Knoblauch, Brennnesseljauche oder eine Sprühmischung aus Wasser und ätherischen Ölen, die Schädlinge gar nicht mögen und Hals über Kopf Reißaus nehmen. Für die Pflanzen aber sind sie ein willkommener Dünger.

Kaltwasserauszüge

- von Brennnesseln sind sehr effektiv gegen Blattläuse und stärken die Pflanzen durch ihre wertvollen Inhaltstoffe.

- von Tomatenkraut, welches vom Ausgeizen stammt, helfen gegen den Kohlweißling, der sich gern an den Kohlsorten und Radieschen vergreift.

- von Beinwell stärken die Pflanzen, weil die Blätter viel Stickstoff und Kalium enthalten.

So wird's gemacht:

Die Blätter und Pflanzenteile werden für 24 Stunden in kaltem Wasser eingelegt und danach abgeseiht. Mit diesem Wasser wird dann gegossen oder die Pflanze und die befallenen Blätter besprüht.

Die Abkochung

Gegen Wühlmäuse, Schnecken, Blattläuse und Lauchmotten hilft die sogenannte **Rhabarberbrühe**.

- Dafür braucht man 500 g Rhabarberblätter, die in 3 l Wasser aufgekocht werden.

- Dann wird die Brühe durch ein Sieb gegossen.

- Wenn sie abgekühlt ist, wird die Brühe im Verhältnis 1:2 mit Wasser verdünnt, das heißt 1 l Brühe und 2 l Wasser, und damit wird dann gegossen oder gesprüht.

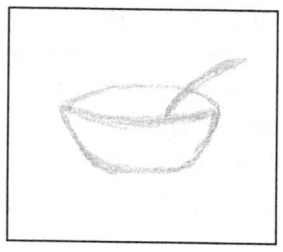

Gegen Pilzerkrankungen bei Rosen und Gemüse wirkt **Schachtelhalmbrühe.**

- 1 kg Schachtelhalmkraut in 10 l Wasser geben und 24 Stunden stehen lassen.

- Danach in einen Kochtopf füllen und zirka 30 Minuten köcheln lassen, damit sich die wertvolle Kieselsäure herauslöst.

- Wenn die Brühe abgekühlt ist, wird sie zirka 1:7 mit Wasser verdünnt und gegen die Schädlinge verwendet.

Mit dieser nährreichen Brühe kann man seine Pflanzen bereits im Frühjahr vorbeugend behandeln. Pflanzen, die vom Pilz befallen sind, gießt und besprüht man etwa 3-5 Mal pro Saison.

Brennnesseljauche wirkt sehr unterstützend bei sogenannten Starkverzehrern, also Pflanzen, die viele Nährstoffe brauchen, wie etwa Tomaten, Lauch, Kohlsorten, Zucchini und andere.

- Dafür setzt man 1 kg frische Brennnessel pro 10 l Wasser an und lässt es für etwa 2-3 Wochen an einem sonnigen Ort gären bis das Blubbern an der Oberfläche aufhört und die Jauche richtig stinkt.

- Damit es weniger stinkt, können EM (Effektive Mikroorganismen), eine Handvoll Urgesteinsmehl und Baldriantropfen dazugegeben werden.

- Und natürlich deckt man das Ganze ab, denn der Gärungsprozess riecht sehr unangenehm und die Vergärung geht damit auch schneller.

- Dann kann die Jauche in einer Mischung von 1:10 bis 1:50 angewendet werden.

TIPP: Schnecken und das liebe Bier

Schnecken lieben Bier. Wenn die Schneckenplage überhandnimmt, greift so mancher zu einer niederen Schale, füllt Bier ein und lockt die Schnecken zum Schierlingsbecher an. Wer die Schnecken liebt, sammelt sie, bevor sie zu viel von diesem berauschenden Trank genossen haben, und trägt sie in den Wald.

TIPP: Wie Knoblauch Rosenschädlingen den Garaus macht

Man steckt eine Knoblauchzehe in die Erde um den befallenen Rosenstrauch. Die Wurzeln nehmen das ätherische Öle des Knoblauchs und dadurch auch den Geruch auf und man kann geradezu zusehen, wie die lästigen Rosenschädlinge Reißaus nehmen.

Falscher und echter Mehltau

- Den echten Mehltau erkennt man daran, dass die Blätter mit einem mehlartigen Film überzogen sind, die später braun werden und vertrocknen.

- Beim falschen Mehltau bildet sich ebenfalls ein weißlicher Belag, und zwar an der Unterseite der Blätter.

Was kannst Du tun?

Stark befallene Blätter werden am besten entfernt und aus dem Garten entsorgt. Dann kann man eine Mischung aus etwas EM (Effektive Mikroorganismen) und Frischmilch im Verhältnis 1:5 herstellen.

- EM (siehe Bezugsquelle)
- Frischmilch

In eine Sprühflasche gibt man 1 Teil Frischmilch-EM-Mischung und 9 Teile Wasser und besprüht die befallenen Pflanzenteile kräftig mit dieser Lösung.

Natron - Backsoda Rezept gegen Mehltau

Natron, Backsoda oder Speisesoda sind alle dasselbe Produkt mit verschiedenen Namen und bekommt man in jeder Drogerie oder Lebensmitteldiscounter.

- 4 Teelöffel Natron
- 1 Teelöffel milde Bio Seife
- 4 Liter Wasser

Die Zutaten vermischen und vor Gebrauch kräftig schütteln. Alle Blätter der Pflanze (Oberseite und Unterseite, auch diejenigen Blätter, die noch nicht von Mehltau befallen sind) werden damit gründlich besprüht.

Ätherisches Fenchelöl gegen Mehltau

Das Fenchelöl ist ebenfalls ein erprobtes Mittel gegen Mehltau.

- Man gibt in eine 250 ml Sprühflasche etwa 3-5 Tropfen Fenchelöl, schüttelt kräftig vor Gebrauch und benetzt damit die befallenen Stellen.

- Man kann natürlich auch zusätzlich zur Frischmilch-EM-Lösung ein paar Tropfen Fenchelöl beimengen.

TIPP: Wenn Du ätherische Öle mittels einer Sprühflasche auf die Pflanzen sprühst, immer vor Gebrauch kräftig schütteln, denn Öl und Wasser vermischen sich nicht von selbst.

Blattläuse

Blattläuse, diese winzigen Pflanzensauger, schädigen Nutz- und Zierpflanzen, übertragen Viren auf die Pflanzen und können bis zu einem kompletten Ernteausfall führen. Ihre natürlichen Feinde sind die Marienkäfer, Spinnen und Vögel.

Was kannst Du tun?

Gegen Blattläuse hilft das Besprühen mit:

- Ätherischen Ölen: **Zedernholz, Pfefferminze, Krauseminze**
- EM – Effektiven Mikroorganismen
- Rhabarberbrühe
- Brennnesseljauche im Verhältnis 1:50
- Milch
- Seifenlösung (Bio)

Erdflöhe

Diese kleinen schwarzglänzenden Käfer lieben die Keimblätter von Radieschen, Kohl und Co.

Was kannst Du tun?

- Da die Erdflöhe keine Feuchtigkeit mögen, hilft es, wenn der Boden gemulcht wird, zum Beispiel mit den Blättern, die wir bei den Tomatenpflanzen entfernt haben.

- Aber auch fein gemahlenes Gesteinsmehl soll helfen.

- Oder man gibt in eine 250 ml Sprühflasche 3-5 Tropfen eines der folgenden ätherischen Öle, Pfefferminze, Zitronengras oder Lavendel und besprüht die Pflanzen damit.

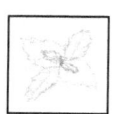

Ameisen

Wenn Ameisen auf dem Beet sind, dann bringen sie Blattläuse mit.

Was kannst Du tun?

- Um Ameisen fernzuhalten arbeitet man mit Wasser und Lavendel- oder Pfefferminzöl.

- Man kann Ysop pflanzen.

- Zitronenscheiben auf die Ameisenstraßen legen.

- Backpulver auf deren Wege streuen.

- Oder Tomatenblätter und Zimtstangen ins Nest stecken.

All das lässt die Ameisen schnell ein neues Quartier suchen.

Zünslerraupe

Diese Raupen sind sehr hartnäckig und meist sind mehrere Durchgänge mit verschiedenen Mitteln nötig, um einen Erfolg zu sehen.

Was kannst Du tun?

- Durch das Aufstreuen von feinem Urgesteinsmehl ersticken die Larven.

- Das Bespritzen mit dem *Bacillus thuringiensis,* welches in der biologischen Landwirtschaft zugelassen ist, wird dreimal hintereinander im Abstand von 2-3 Tagen vorgenommen.

- Aber auch Brennnesseljauche soll helfen.

- Sowie eine Mischung aus ätherischen Ölen von Ysop, Lavendel, Pfefferminze, Backpulver und EM.

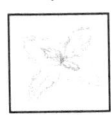

Wühlmäuse

Auch Wühlmäuse sind keine gern gesehenen Gäste im Gemüsebeet.

Was kannst Du tun?

- Da sie einen sehr ausgeprägten Geruchssinn haben, mögen sie keinen Knoblauch.

- Haben sie sich richtige Gänge gebaut, so ist es hilfreich, wenn man Holleräste und Hollerjauche oder kleingeschnittene Thujaäste und Thujajauche in die Mäuselöcher gibt.

- Falls das alles noch nicht ausreicht, dann kommt die kleinkronige Narzissensorte *„La Riante"*, die *„Meerzwiebel"* (*Urginea maritima*) oder die Kaiserkrone zum Einsatz. Diese stinken den Mäusen dann wirklich.

- Oder versuche es mit dem ätherischen Öl der Pfefferminze, um die Wühlmäuse in Zaum zu halten.

Katzen

Um Katzen vom Scharren auf dem Beet abzuhalten, wo eben erst die Saat ausgebracht wurde, kann man ein paar Rosenzweige auflegen.

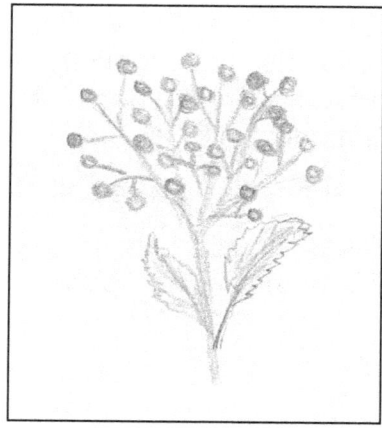

EPILOG

Katrin Graf erinnert sich:

„Aufgewachsen bin ich auf dem Land. Es nannte sich zwar Kleinstadt, aber für mich war es immer ein Dorf. Unser Haus war auf einer kleinen Insel, umringt von zwei kleinen Flüssen. Das fanden wir Kinder natürlich toll, denn damals waren wir täglich und bei jedem Wetter draußen zum Spielen und die Welt entdecken.

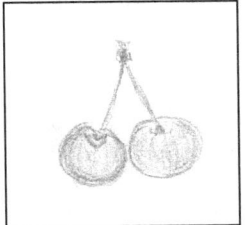

Wir hatten vor und hinter dem Haus einen Garten. Am Vordereingang hatten wir wunderschöne Blumen und hinter dem Haus, standen unsere Obstbäume und wir pflanzten unser eigenes Gemüse, aber auch Kräuter und Beeren an. Meine Mutter arbeitete damals viel und deshalb habe ich mich um den Garten gekümmert. Es hat mir schon immer Spaß gemacht, im Freien zu sein, die Natur zu beobachten mit allem was da wächst und kreucht und fleucht ...

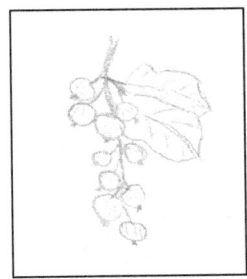

Meine Großeltern wohnten nur ein paar Häuser weiter und die hatten einen noch größeren Garten als wir. Meine Oma lehrte mich vieles über Kräuter. Wir gingen oft zusammen wandern und sammelten unterwegs Wildkräuter. Aus denen wurde dann Tee, leckerer Salat, Heilsalben, Hustensaft, Kräutersalz und noch vieles mehr gemacht. Sie zeigte mir, wie man Samen gewinnt, wie aus diesen wieder neue Pflanzen werden und was alles in ihnen steckt! Das war so spannend und hat mich seitdem nicht mehr losgelassen.

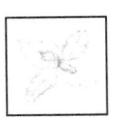

Wenn wir einmal ein "Wehwehchen" hatten, sagte meine Oma immer: *"Gegen jeden Kummer hat Gott ein Kraut wachsen lassen"*. Sie hatte dann auch immer eines parat, wenn wir Kinder Schrammen am Knie hatten, Bauchweh oder Husten. Damit war meine Liebe zu den Pflanzen und auch zur Naturheilkunde geweckt.

Jetzt bin ich selbst Mutter von zwei wunderbaren Söhnen und ich versuche auch in ihnen die Liebe zur Natur zu wecken. Ich lehre sie, immer wieder die Wunder in unserer Welt zu entdecken und achtsam und dankbar damit umzugehen sowie unsere Umwelt zu schützen und so natürlich wie möglich zu belassen, vor allem unsere Nahrung.

In der heutigen Zeit sind unsere sogenannten Lebensmittel eher nährstoffarme Füllstoffe. Viele Pflanzen werden gentechnisch verändert, die Früchte chemisch behandelt und oftmals hatten diese Pflanzen noch nicht einmal Kontakt mit der Erde, sondern werden als Hybride aufgezogen. Die Ernte der unreifen Früchte und meilenweite Transporte tun ihr übriges. Was ist dann noch an Vitaminen und Mineralstoffen enthalten? Über diese Themen könnte ich stundenlang reden ...

Unser Geschenk an Dich ...

In diesem Sofort Ratgeber möchten wir einen kleinen Beitrag leisten, um Dir den Weg zurück zur Natur zu zeigen und damit zu Dir selbst zu finden. Jeder Mensch trägt einen natürlichen Heiler in sich. Unser Körper weiß am besten, was er braucht und was ihm gut tut. Mit kleiner Mühe, Neugier und Freude können wir selbst auch auf kleinem Raum wertvolle, gesunde und schmackhafte Nahrungsmitteln für uns und unsere Familie heranziehen. Wir sollten auch Kindern die Möglichkeit geben zu erleben, wie aus einem kleinen Samenkörnchen eine große Pflanze mit vielen Früchten wird. Ganz nebenbei kommen sie in der Natur zur Ruhe.

Es würde uns freuen, wenn wir Dir mit diesem Sofort Ratgeber „*Ätherische Öle und der Biogarten*" einige Anregungen für ein kleines Abenteuer im Garten, am Balkon oder auf dem Fensterbrett geben konnten.

Wir wünschen Dir viel Spaß und Erfolg beim Gärtnern!

Katrin Graf und *Maria Schasteen*

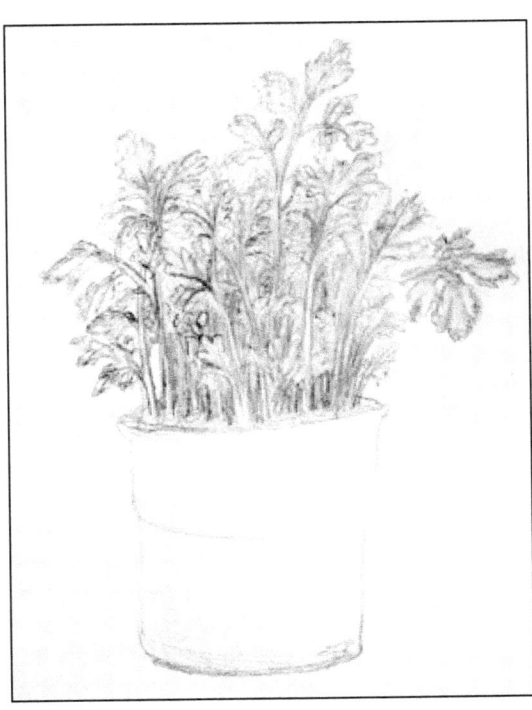

ÜBER DIE AUTORINNEN

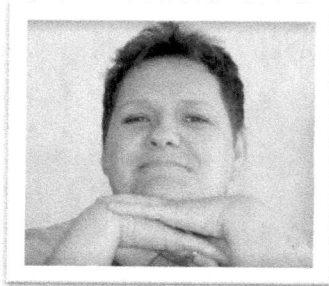

Katrin Graf ist leidenschaftliche Hobbygärtnerin, Kräuterexpertin und Aromapraktikerin. Sie ist Mutter von zwei wunderbaren Söhnen und gibt ihr umfassendes Wissen um die Heilkraft und Fülle der Natur in Vorträgen und Publikationen bereitwillig weiter.

Kontakt: **graf.katrin@acor.de**

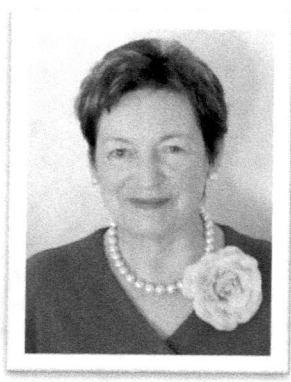

Maria L. Schasteen ist ärztlich geprüfte Aromapraktikerin, Inhaberin der Firma Secrets of Nature Vertriebs GmbH. und Autorin der Bestseller Trilogie Duftmedizin. Sie schaut auf eine über zwanzigjährige Erfahrung mit ätherischen Ölen zurück.

Kontakt: **www.mariaschasteen.com**

LITERATURHINWEIS

Die Sofort Ratgeber Serie:

Band 1: Natürliche Haarpflege mit Ätherischen Ölen

Band 2: Ätherische Öle – Die kleine Hausapotheke

Band 3: Ätherische Öle – 38 Schönheitsrezepte für den Sommer

Band 4: Ätherische Öle für Geniale Schulkinder

Band 5: Ätherische Öle – Essen mit Kindern

Band 6: Ätherische Öle und die festliche Aromaküche

Band 7: Ätherische Öle gegen Umweltgifte

Band 8: Ätherische Öle in der Küche – Ein sinnlicher Genuss

Band 9: Ätherische Öle im Licht der Farben

Band 10: Ätherische Öle in der Weihnachtsbäckerei

Band 11: Ätherische Öle und der Biogarten

Band 12: Ätherische Öle und Traditionelles Feng Shui

Aromatherapie Bücher:

Duftmedizin – Ätherische Öle und ihre therapeutische Anwendung, Maria L. Schasteen, Crotona Verlag

Duftmedizin für Kinder – Ätherische Öle und ihre therapeutische Anwendung bei Babys, Kindern und Jugendlichen, Maria L. Schasteen, Crotona Verlag

Duftmedizin für Tiere – Ätherische Öle und ihre therapeutische Anwendung im Tierreich, Maria L. Schasteen, Crotona Verlag

Weihrauch, das älteste Heilmittel der Welt, Maria L. Schasteen, Crotona Verlag

BEZUGSQUELLEN

Was ist Permakultur? Permakultur ist ein Konzept, das auf die Schaffung von dauerhaft funktionierenden nachhaltigen und naturnahen Kreisläufen zielt. (Quelle: Wikipedia)

https://permakultur.de/was-ist-permakultur/

EM – Effektive Microorganismen:

Die Basis des Lebens, für Nachhaltigkeit, Ökologie sowie Schonung der Umwelt!

www.multikraft.com/de/

Pilz-Kulturen:

www.hawlik-vitalpilze.de

Das Bio Kisterl:
Ein Bio Anbieter unter vielen:

www.biohof.at

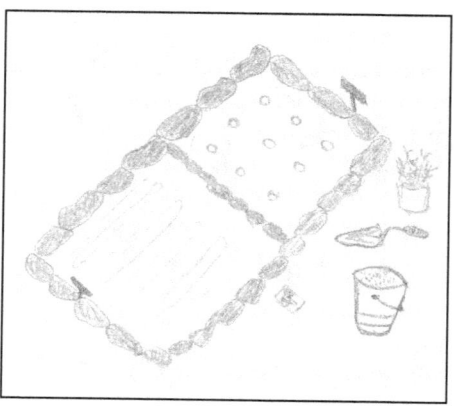

ÜBERSICHTSTABELLE

GEMÜSE	Aussaat	Ernte
Karotten	Februar bis Juni	Mai bis Oktober
Kohlrabi	Ende Februar	6-8 Wochen nach Aussaat
Salate	Mitte Februar (Gewächshaus)	Fast das ganze Jahr
Sellerie	Ende Februar bis Mitte Juli	Bis in den Spätherbst
Weißkohl/Rotkohl	Ab März	50 Tage nach Aussaat, Juni
Zwiebel/Knoblauch	Ab März	August bis September
Kohl/Wirsing	Vorkultur Februar bis Mai	Ab Juni
Lauch	Vorkultur ab Anfang Februar	Ab Juni
Winterlauch	April bis Mai	Im Folgejahr im April
Erbsen	Ab März	3 Monate nach Aussaat, ab Juni
Blumenkohl	Mitte April bis Ende Juni	Frühjahr bis Spätherbst
Brokkoli	Mitte April bis Ende Juni	Frühjahr bis Spätherbst
Rote Beete	Mitte April bis Juli	3-4 Monate nach Aussaat
Mangold	Mitte April bis Juli	Nach 10-12 Wochen
Bohnen	Mitte Mai bis Juli	Anfang September
Gurken	Anfang Mai bis Anfang Juni	Bis Spätherbst
Kürbis	Vorgezogen ab Ende Mai	Bis Spätherbst
Melone	Vorgezogen ab Ende Mai	Im Herbst
Paprika/Tomaten	Vorgezogen ab Ende Mai	Ab Mitte Juli
Zucchini	Vorgezogen ab Mitte April, Direktaussaat Mai bis Juni	Von Juli bis Oktober

ÜBERSICHTSTABELLE

KRÄUTER	Blütezeit	Ernte
Anis	Juni bis September	August bis September
Basilikum	Juni bis September	Vor der Blüte
Fenchel	Juli bis September	Bis Anfang November
Lorbeer	April bis Juni	Ganzjährig
Melisse	Juni bis August	4x jährlich kurz vor der Blüte
Pfefferminze	Juni bis August	Mehrmals im Jahr vor der Blüte
Majoran	Juni bis September	Vor der Blüte
Thymian	Mai bis Oktober	Mehrmals im Jahr vor der Blüte
Oregano	Juli bis September	Juni bis August
Lavendel	Juni bis August	Kurz vor der Vollblüte
Petersilie	Aussaat Ende April	Jederzeit
Dill	Aussaat ab April	Blätter, Blüten, Samen
Rosmarin	Durch Stecklinge vermehrt	Blätter und Blüten
Liebstöckel	Direktaussaat ab März	Jederzeit

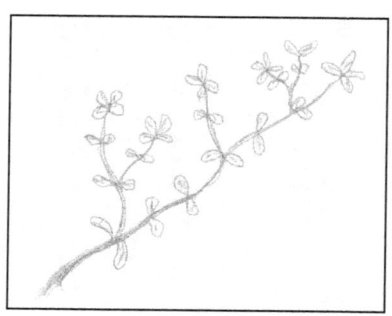